Großmutters Wissen

BEWÄHRTE HAUSMITTEL

Großmutters Wissen

BEWÄHRTE HAUSMITTEL

*Beschwerden lindern
durch Bäder, Wickel & Co.*

NIKOL
VERLAG

Die Ratschläge in diesem Buch sind vom Autor und dem Verlag sorgfältig erwogen und geprüft, dennoch kann eine Garantie nicht übernommen werden. Die Haftung des Autors bzw. des Verlages und seiner Beauftragten für Sach- und Vermögensschäden ist ausgeschlossen.

Genehmigte Lizenzausgabe für
Nikol Verlagsgesellschaft mbH & Co. KG, Hamburg, 2016

Umschlaggestaltung: André Nikol, Hamburg
Autor: Frank Müller
Lektorat: Jeanette Stark-Städele
Layout und Satz: Christina Krutz
Fotos: PhotoDisc: S. 9, 11, 12, 15, 17, 20, 35, 54, 56, 67, 75; Back Arts: S. 22;
PhotoAlto: S. 28, 30, 31, 32, 47, 48, 70, 77, 79; Image Source: S. 55; Ingram Publishing: S. 63
Druck: Finidr s.r.o.
Printed in the Czech Republic

ISBN: 978-3-86820-295-3

www.nikol-verlag.de

Inhalt

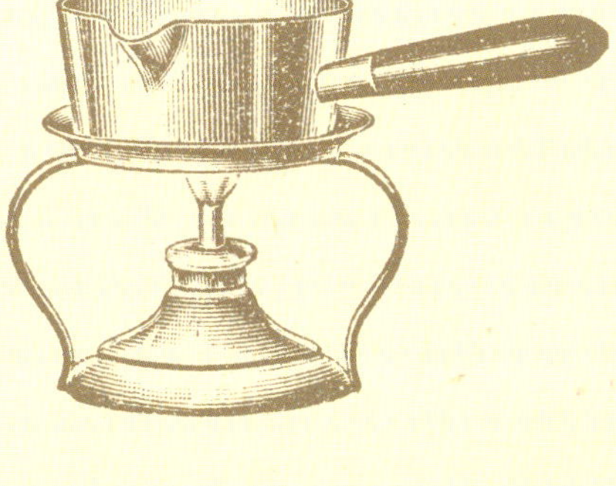

Zuwendung und Berührung

… sind die besten Grundlagen für eine erfolgreiche Therapie. Schon von Kindesbeinen an greifen wir uns unwillkürlich an eine schmerzende Stelle oder an die Körperregion, die Unbehagen verursacht. Diese Reaktion verschafft nicht nur Linderung, sondern verhilft auch zu der Aufmerksamkeit, die nötig ist, damit wir Hilfe bekommen. Und so war die Berührung zu allen Zeiten die natürlichste und schönste Behandlungsmethode bei Krankheiten. Die moderne Medizin bestätigt heute diese Erfahrung aus Großmutters Wissensschatz.
Bei kleinen Kindern wird dieser erste Therapieschritt fast automatisch ausgeführt. Die kühlende Hand wird auf die heiße Stirn gelegt und Schmerzen werden, unterstützt durch beruhigende Worte oder ein wenig Gesang, weggestreichelt und weggepustet. Doch je älter der Mensch wird, umso weniger reagiert seine Umgebung mit körperlicher Nähe auf seine Beschwerden. Dabei fördert körperliche Zuwendung nicht nur bei Kindern, sondern ebenso bei Erwachsenen die Heilung. Diese Erkenntnisse prägten auf der ganzen Welt die Heilmethoden der Erfahrungsmedizin mit. Und so entstand neben dem Wissen, dass gegen jedes Leid ein Kraut gewachsen ist, im Laufe der Zeit auch ein großes Spektrum an körperbewussten Behandlungsmethoden.
In diesem Buch wurde das altbewährte Wissen um Auflagen, Wickel, Güsse, Bäder und Heilpflanzen-Rezepte für Tees mit dem modernen Wissen über homöopathische Hausmittel und die heilenden Wirkungen von Handreflexzonen-Massagen miteinander verbunden – ganz in der Tradition von Großmutters Erfahrungsmedizin, in der Altbewährtes mit Neuem kombiniert wird. Greifen Sie bei leichteren Beschwerden auf diese sanften und sehr angenehmen Behandlungsmethoden zurück – Sie selbst, Ihre Familie oder Freunde werden es zu schätzen wissen.

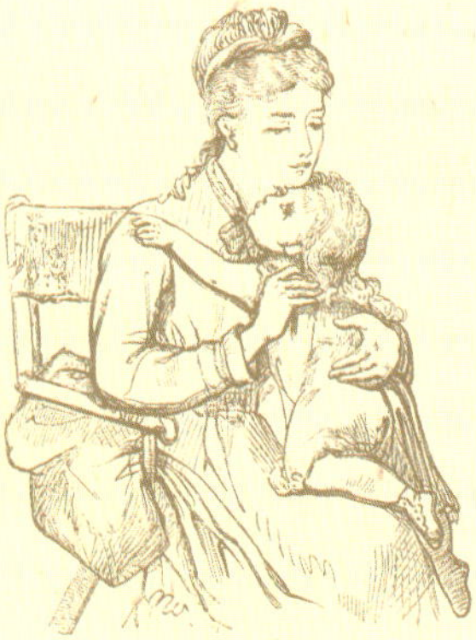

KAPITEL 1

Bewährte Heilmittel aus der Erfahrungsmedizin

Seit Jahrhunderten ist bekannt, dass Zuwendung, Nähe und Berührung die therapeutische Grundlage schaffen, die für die heilende Wirkung von natürlichen Substanzen besonders empfänglich macht. So erklärt sich das Wohlbefinden, das wir bei Wickeln, Bädern und Güssen empfinden, bei denen zudem die Heilkraft des Wassers genutzt wird. Massagen und homöopathische Hausmittel bieten zusätzliche Behandlungsmöglichkeiten.

Wasser – ein wertvolles Heilmittel

Paracelsus, Hildegard von Bingen, Samuel Hahnemann, Vinzenz Prießnitz und Sebastian Kneipp ist es zu verdanken, dass die Erfahrungsmedizin der Großmütter wissenschaftliche Anerkennung fand. Sie sorgten durch eigene Forschungen dafür, dass neben Pflanzen und Kräutern auch das Wasser als Heilmittel einen neuen Stellenwert erhielt. Und so ist es heute wissenschaftlich unbestritten, dass Bäder, Güsse und feuchte Wickel bei leichten Störungen und Erkrankungen als Anfangsbehandlung eine sinnvolle Alternative zu Medikamenten sind.

Auch die Bedeutung der Haut für den Organismus wurde allmählich anerkannt und sie konnte auch „offiziell" aus medizinischer Sicht eine wichtige Rolle bei der Entschlackung und Entgiftung des Körpers spielen.

Hitze öffnet in Verbindung mit Wasser die Poren und ermöglicht den Abtransport von Schadstoffen und Krankheitserregern über die Haut. Ein ausgewrungener Wickel beweist die Wirksamkeit: Das verwendete klare Wasser ist eingetrübt von Schlackenstoffen. So war medizinisch die Grundlage dafür geschaffen, dass die Haut später von der Medizin als unser größtes Sinnesorgan akzeptiert wurde, über dessen Berührung Heilung beschleunigt werden kann.

Die modernen Großmütter unserer Zeit ergänzen dieses von Generation zu Generation weitergegebene Heilwissen um spezielle Massagen der Handreflexzonen und verabreichen homöopathische Hausmittel in Form von Globuli, die besonders für die Behandlung von Kindern geeignet sind. Globuli sind Zuckerkügelchen, die mit flüssigen Arzneimittelzubereitungen – dem Homöopathikum – getränkt sind. Auch hier wurde Altes einmal mehr mit Neuerem kombiniert. Und es hat sich wieder bewährt.

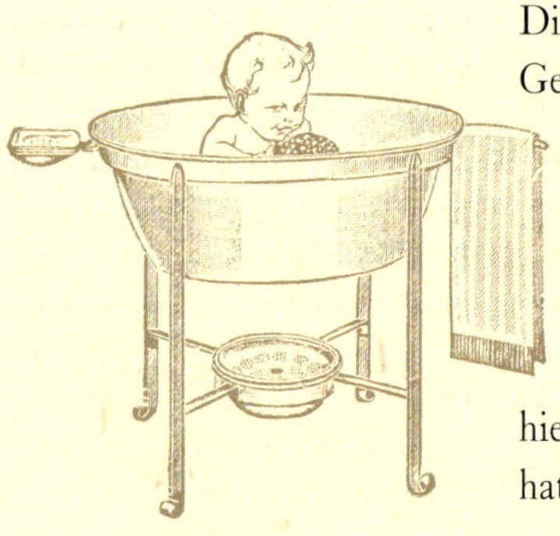

Kleines Grundwissen der Heilmethoden

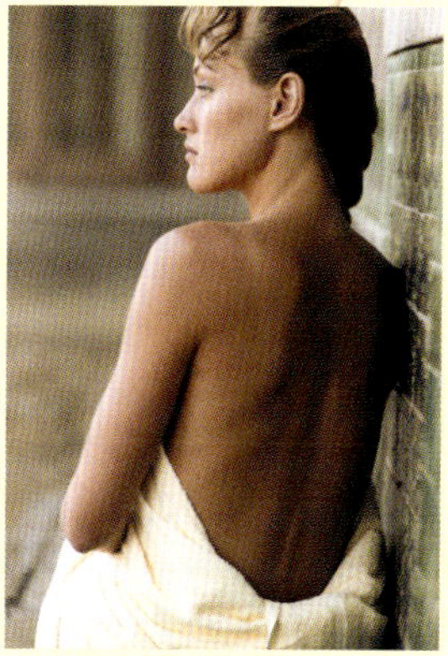

Heilung durch Auflage und Wickel

Die Heilung über unser größtes Sinnesorgan – die Haut – findet nicht nur durch Substanzen, sondern auch durch Wärme oder Kälte statt. Wärme und Kälte wirken zwar zunächst nur unmittelbar auf die Haut, erreichen dann aber auch die Organe, die mit den betreffenden Hautregionen in Verbindung stehen. In Großmutters Wissensschatz haben sich viele Behandlungsmethoden bewährt, die auf diese Weise wirken. Dazu zählen Auflagen, Wickel, Güsse, Bäder und das Wassertreten.

Warme Anwendungen regen allgemein die Durchblutung an, während kalte Anwendungen zwar dem Körper zunächst Wärme entziehen, aber nach einiger Zeit genau das Gegenteil bewirken können. Ob Kälte oder Wärme zur Linderung von Beschwerden günstiger ist, muss individuell ausprobiert werden. Grundsätzlich sollten nie Anwendungen durchgeführt werden, die als äußerst unangenehm empfunden werden. Wichtig bei Kälteanwendungen ist, dass der Körper warm sein muss. Ein unterkühlter Körper darf auf keinen Fall zusätzlicher Kälte ausgesetzt werden.

Die Auflage, auch Umschlag oder Kompresse genannt, besteht aus einem Baumwoll- oder Leinentuch, das in Wasser oder einer speziellen Tinktur getränkt wurde. Sie kann auch mit heilenden Zusätzen bestrichen sein und wird kalt bis heiß angewendet.

Der Wickel, medizinisch auch Packung genannt, wird mit einem Baumwolltuch durchgeführt. Der zu behandelnde Körperteil wird rundum eingewickelt. Wichtig dabei ist, dass das Tuch faltenfrei aufliegt, damit weder Druckstellen auf der Haut noch Kälte- oder Hitzestauungen unter der Hautoberfläche erzeugt werden. Für die Befestigung des Außentuchs, das noch zusätzlich umwickelt wird, können Mullbinden, Klammern oder Bänder verwendet werden. Auch der Wickel kann von kalt bis heiß angewendet werden.

Heilung durch Bäder

Beim Kauf von fertigen Kräuterzusätzen sollten immer nur hochwertige Produkte verwendet werden. Empfehlenswert sind Kräuter aus der Apotheke, dem Reformhaus oder dem Bioladen. Zur Herstellung des gewünschten Badezusatzes werden die Kräuter in einem Topf Wasser aufgekocht. Dann lässt man sie ungefähr 5 Minuten bei leichter Hitze weiterköcheln und danach noch ungefähr 5 Minuten ziehen. Anschließend werden sie abgeseiht und dem Badewasser (35-39 °C warm) zugegeben. Die Badedauer liegt etwa bei 20 Minuten.

Großmutters Tipp:

Natürlich können Sie auch Heilkräuter aus eigenem Anbau verwenden. Heilkräuter können Sie ebenso wie Gewürz- und Teekräuter dekorativ in Staudenbeete integrieren oder ein eigenes Kräuterbeet anlegen, am besten an der Süd- oder Südwestseite des Hauses.

Heilung durch Berührung

Die in diesem Buch aufgezeigten Massagen der Handreflexzonen sind einfach durchzuführen und können problemlos zur Eigenbehandlung eingesetzt werden. Da Berührungen die Heilung beschleunigen, sind Handmassagen wirkungsvoller, wenn sie von einer anderen Person durchgeführt werden – da der Kranke die zusätzliche Wohltat erfährt, dass sich jemand um ihn kümmert. Um gleichzeitig der Haut etwas Gutes zu tun, können Öl oder Creme bei der Massage ganz nach individuellen Vorlieben verwendet werden.

Heilung durch homöopathische Hausmittel

Ähnliches mit Ähnlichem zu heilen ist die Grundaussage der Homöopathie. Bei dieser Reizbehandlung werden dem Körper

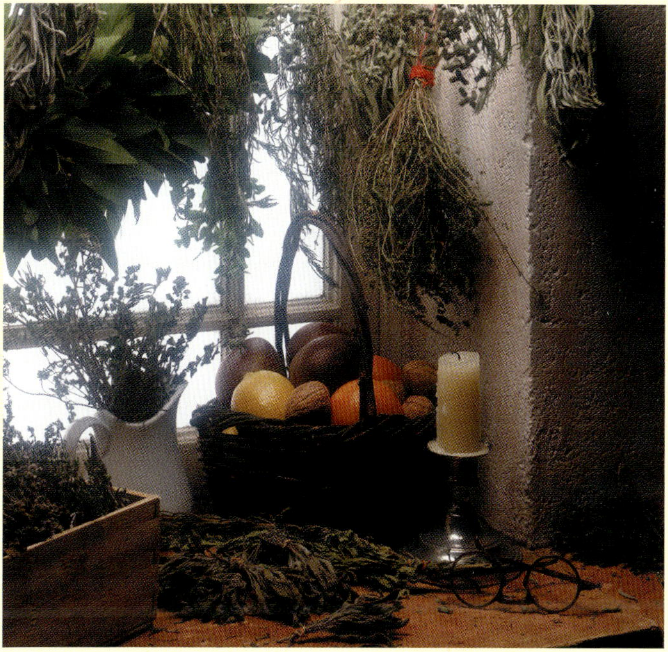

Die Natur bietet einen reichen Schatz an Heilmitteln.

Substanzen aus pflanzlichen, mineralischen, metallischen und tierischen Stoffen zugeführt, die die Krankheitssymptome zunächst verstärken. Dadurch wiederum wird der Organismus gezwungen, Abwehrkräfte zu mobilisieren und aufzubauen. Diese alternative Behandlungsweise steht im Gegensatz zur traditionellen Therapie mit Arzneien, die die Krankheit und ihre Symptome unterdrücken sollen. Die Hahnemann'sche Methode (der Begründer der Homöopathie hieß Samuel Hahnemann) zeichnet sich dabei durch Potenzieren aus. Über Lösungsmittel wie Alkohol, destilliertes Wasser, Glyzerin oder Milchzucker (für Globuli) wird die pflanzliche oder mineralische Substanz zunächst homöopathisch gelöst. Über spezielle Schüttelung wird anschließend die Energie (Potenz) des jeweiligen Wirkstoffs in

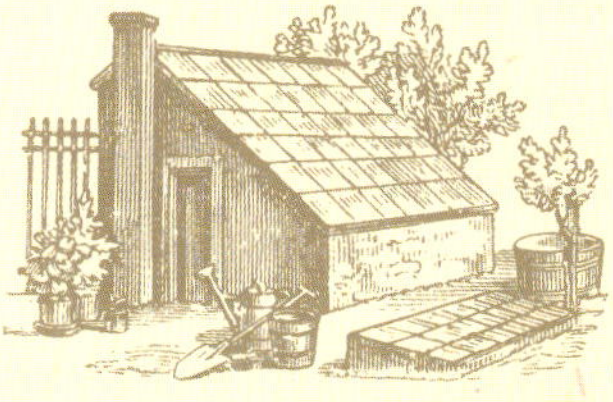

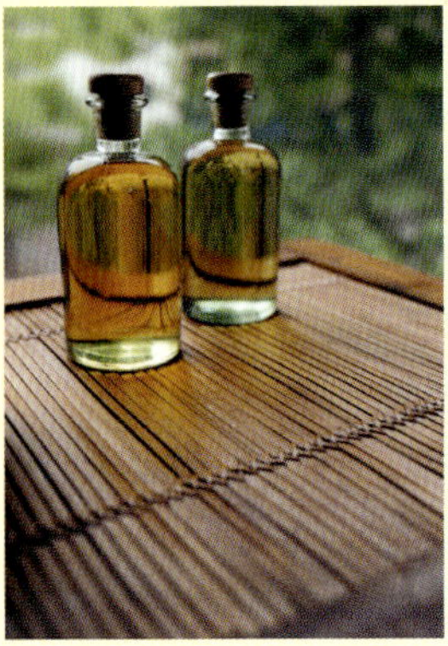

In der Homöopathie gilt: Je verdünnter das Mittel, desto wirksamer ist es.

die Lösung übertragen. Die Verdünnung erfolgt stufenweise. Von einem Mischungsverhältnis 1:10 (D1) bis zu D12. Dort liegt der ursprüngliche Arzneigehalt nur noch bei 0,0001 Prozent. Während D-Potenzen im Verhältnis 1:10 hergestellt werden, liegt das Verhältnis bei C-Potenzen bei 1:100.

Die Homöopathie gilt als eine sehr individuelle Therapie. Liegt keine Empfehlung durch einen Therapeuten vor, dann sollten die Angaben der Packungsbeilagen als Richtlinie gelten. Zur Selbstbehandlung sollten darüber hinaus nur tiefe Potenzen wie D4 bis D6 (C4 bis C6) oder auch mittlere Potenzen bis D12 oder C12 verwendet werden. Homöopathische Arzneimittel sind in Apotheken erhältlich. Globuli eignen sich besonders gut für die Behandlung von Säuglingen und Kleinkindern. Generell gilt, dass Säuglinge im ersten Lebensjahr ein Drittel der Erwachsenendosis und Kleinkinder bis zum sechsten Lebensjahr die Hälfte der Erwachsenendosis erhalten. Homöopathische Arzneimittel können so lange eingenommen werden, bis die Symptome verschwunden sind. Dann wird die Behandlung beendet. Bei akuten Symptomen sollte sich dabei schon nach wenigen Stunden eine deutliche Besserung gezeigt haben. Allgemeine und nicht akute Symptome sollten sich nach einigen Tagen deutlich gebessert haben.

Die in diesem Buch den verschiedenen Erkrankungen bei eindeutigen Symptomen zugeordneten Globuli sind zur Selbstbehandlung geeignet. Chronische Erkrankungen sowie Erkrankungen, bei denen die homöopathische Behandlung keine baldige Besserung zeigt, müssen durch einen Facharzt behandelt werden. Die homöopathische Behandlung von chronischen Erkrankungen sollte grundsätzlich nur von erfahrenen homöopathisch arbeitenden Ärzten oder Heilpraktikern durchgeführt werden. Dies gilt auch für akute Zustände wie hohes Fieber, starke Schmerzen oder unklare Krankheitsbilder.

KAPITEL 2

Hilfe bei Erkältungen und Kopfschmerzen

Gegen Erkältungen ist kaum jemand dauerhaft gefeit. Doch ausreichend Ruhe, viel trinken und bewährte Anwendungen lindern die Beschwerden und heilen den Organismus.

Wenn der Hals kratzt und die Glieder schmerzen …

Zu den Symptomen einer Erkältungskrankheit gehören hohes Fieber, Kopf- und Gliederschmerzen, Halsschmerzen und Husten. Normalerweise klingt eine Erkältung zwar innerhalb einer Woche wieder ab, da man sich aber in dieser Zeit ausgesprochen elend fühlt, sollten Maßnahmen zur Linderung durchgeführt werden. Neben viel Ruhe ist es unerlässlich, mindestens zwei Liter Wasser pro Tag zu trinken, damit die Giftstoffe aus dem Körper geschwemmt werden können. Empfehlenswert ist darüber hinaus noch ein weiterer Liter Flüssigkeit in Form von Tee, Vitamin- und Gemüsesäften. Absolutes Muss ist der tägliche Genuss des Saftes einer frisch gepressten Zitrone, der mit zwei Teelöffeln Honig in einem Glas heißem Wasser verrührt wird.

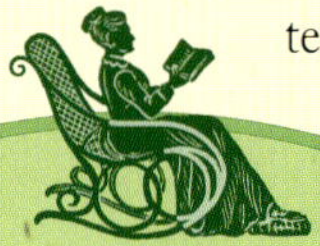

Großmutters Tipp:

Die beste Grundlage zur vollständigen Genesung ist, sich Ruhe zu gönnen und die Erkältung richtig auszukurieren.

Während einer Erkältung kann es zu einer deutlichen Verringerung des Appetits kommen. Dies ist besonders bei Kindern zu beobachten. Diese Reaktion ist normal, da der Körper sich auf die Bekämpfung der Viren und Bakterien konzentriert und die Nahrungsverwertung zurückstellt.

Speziell für Kinder

Kinder sprechen bei den ersten Anzeichen eines grippalen Infekts gut auf homöopathische Hausmittel an. Oft können diese den Verlauf der Erkrankung deutlich abschwächen.
Geeignet sind:
Ferrum phosphoricum (Globuli): bei grippalen Infekten
Hepar sulfuris (Globuli): bei Erkältung

Für Erwachsene

Überwärmungsbad

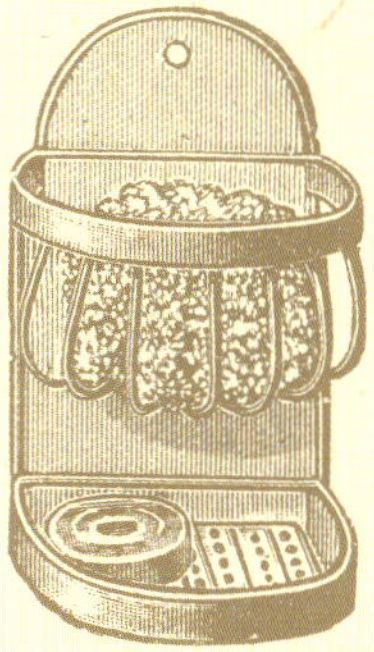

Bei den ersten Symptomen einer aufkommenden Erkältung kann ein Überwärmungsbad oft das Schlimmste noch verhindern. Es ist eine äußerst entspannende Methode, den Körper in eine Art künstliches Fieber zu bringen und damit den Krankheitserregern im letzten Moment noch Einhalt zu gebieten.

Die Badewanne wird bis zur Hälfte mit 39 °C warmem Wasser gefüllt. Legen Sie sich nun hinein und lassen Sie das Wasser bei gleich bleibender Temperatur weiterlaufen. Die größte Entspannung wird erreicht, wenn die Atmung gleichmäßig und ruhig verläuft. Dies ist vor allem dann wichtig, wenn Sie Ihren Hinterkopf bis zu den Ohren in das Wasser tauchen. Um die Porenöffnung und die Blutzirkulation noch stärker zu aktivieren, massieren Sie sich in sitzender Position mit einer Bürste die Haut. Danach tauchen Sie nochmals tief ein. Da das Überwärmungsbad gefäßerweiternd und ermüdend wirkt, steigen Sie langsam aus der Wanne und gehen im Anschluss schlafen.

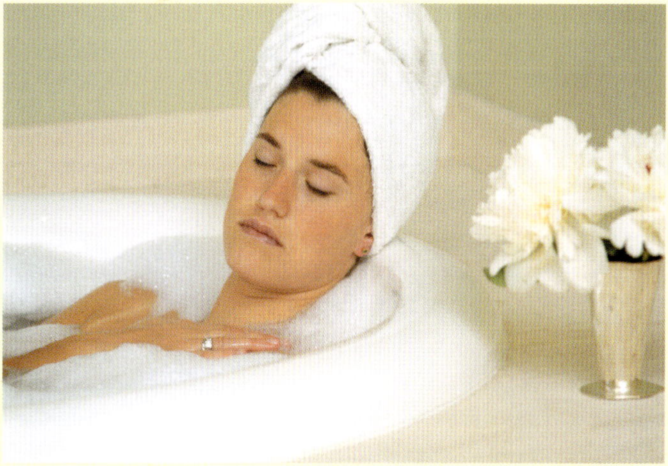

Fieber – ein Heilmittel des Körpers

Fieber ist ein positives Zeichen, weil der Körper zeigt, dass er gegen Krankheitserreger kämpft. Dabei erhöht sich die Körpertemperatur über den Normalwert von 37-38 °C. Typische Anzeichen für Fieber sind Schüttelfrost, gerötete Wangen und glasige, glänzende Augen. Fieber ist eine wichtige Maßnahme des Körpers zur Bekämpfung von Krankheitserregern und sollte deshalb nicht unterdrückt werden. Allerdings ist Fieber sehr anstrengend und auszehrend für den Körper. Bei sehr hoher oder andauernder Temperatur kann Fieber für den Organismus gefährlich werden.

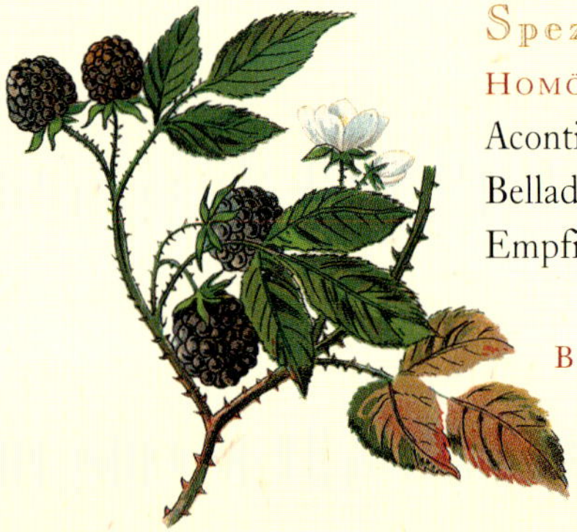

Speziell für Kinder

Homöopathische Hausmittel

Acontium (Globuli): bei akutem Krankheitsbeginn mit Fieber
Belladonna (Globuli): bei akutem Fieber mit Schmerzen und Empfindlichkeit

Brombeersaft

Brombeersaft, aus reifen Beeren hergestellt, ist ein zuverlässiges fiebersenkendes Mittel.

Für Kinder und Erwachsene

Kalter Wadenwickel

Ein kalter Wadenwickel wird angelegt, wenn die Temperatur über 39,5 °C steigt. Dazu wird ein Leinen- oder Baumwolltuch in kaltes Wasser getaucht und ausgewrungen. Der Wickel wird straff und glatt bis zu den Knien angelegt, darüber kommt ein trockenes Tuch. Damit die Füße nicht auskühlen, werden warme Strümpfe angezogen. Nach zehn Minuten wird der Wickel abgenommen und die Temperatur gemessen. Ist sie immer noch zu hoch, tauchen Sie das Baumwolltuch erneut in kaltes Wasser und wiederholen den Vorgang.

Quarkwickel

Ist die Körpertemperatur etwas gesunken, kann ein Quarkwickel eingesetzt werden. Die Technik ist die gleiche wie beim kalten Wadenwickel, nur dass auf das kaltfeuchte Tuch noch eine ein Zentimeter dicke Quarkschicht verstrichen wird.

Zwiebelsocke

Da frische Zwiebeln die Bildung von Körpersekreten anregen und auf diese Weise auch für gesunden Schweiß sorgen, sind sie eine gute Methode der Fiebereindämmung. Dazu werden klein gehackte Zwiebeln in ein Paar Baumwollsocken gefüllt, die über Nacht angezogen werden. Darüber kommt noch ein weiteres Paar Socken.

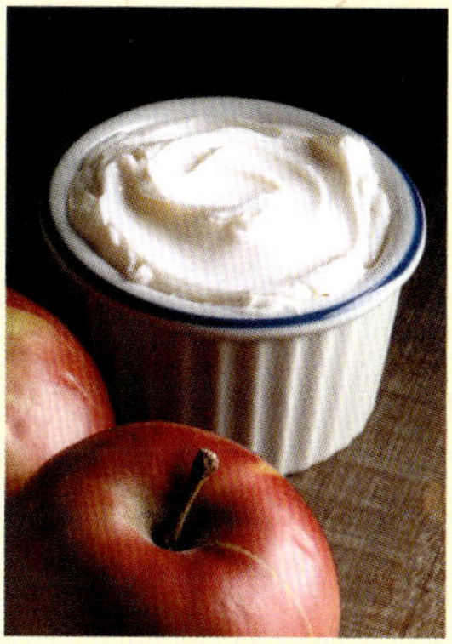

In der Medizin der Großmütter galt Quark seit jeher als natürliches „Antibiotikum".

Husten und Bronchitis

Durch Husten versucht der Körper, Fremdkörper und Schleim aus den Atemwegen zu entfernen: als Reizhusten bei großer Empfindlichkeit gegen kalte Luft, als trockener Husten, der starke Schmerzen verursachen kann, als krampfartiger Husten, der zu Atemnot führen kann, und als tief sitzender Husten mit starker Schleimansammlung.

Heilung durch Berührung

Die Lunge lässt sich durch zwei Formen der Handmassage stärken. Die eine wird im oberen Drittel des Handballens durch-

geführt. Mit dem Daumen führen Sie mit sanftem Druck eine streichende Bewegung hoch bis zu den Fingeransätzen durch. Beginnen Sie dabei an der Außenseite des kleinen Fingers. Immer, wenn der Fingeransatz erreicht wird, setzen Sie den massierenden Daumen neu am oberen Drittel des Handballens an und streichen nach oben. Die Bewegungen sollten behutsam und gleichmäßig durchgeführt werden, bis der Zeigefinger erreicht wird. Die Massage wird an beiden Händen für jeweils mindestens zwei Minuten durchgeführt.
Im Anschluss daran massieren Sie das obere Drittel des Handrückens mit dem Daumen. Dabei ballen Sie die zu massierende Hand zu einer lockeren Faust. Immer, wenn die Ansätze der Fingergelenke erreicht werden, setzen Sie neu an und streichen gerade mit sanftem Druck nach oben. Arbeiten Sie wie bei der Massage des Handballens vom kleinen Finger bis zum Zeigefinger. Auch bei dieser Massage planen Sie mindestens zwei Minuten pro Hand ein.

Speziell für Kinder

Homöopathische Hausmittel

Acontium (Globuli): bei Husten, Kruppanfällen
Belladonna (Globuli): bei Keuchhusten
Bryonia (Globuli): bei Bronchitis mit starker Schleimbildung
Drosera (Globuli): bei bellendem Husten
Ipecacuanha (Globuli): bei Bronchitis im Anfangsstadium
Pulsatilla (Globuli): bei Bronchitis mit festsitzendem Schleim, bei Asthma

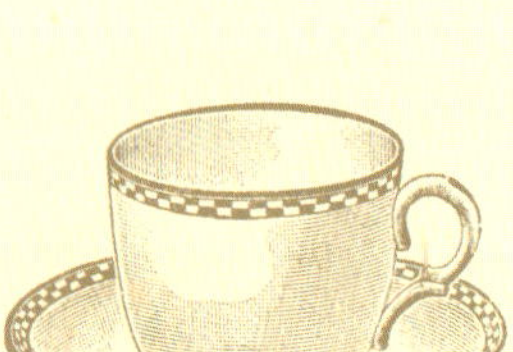

Fencheltee

1 TL zerdrückte Fenchelfrüchte mit 1/2 Liter kochendem Wasser überbrühen, 10 Minuten ziehen lassen und abseihen. Mit Honig süßen und mehrmals am Tag trinken.

Salzwasser-Inhalation bei Husten

Inhalationen sind auch bei Kindern eine sehr effektive Art, Husten zu bekämpfen. Doch fehlt ihnen meist die Geduld, ruhig zu sitzen und die Dämpfe wirken zu lassen. Ein aufgespannter Regenschirm, über den Sie ein großes Bettlaken legen, kann hier helfen. Dann lösen Sie Salz in heißem Wasser auf und stellen die Schüssel in die „Höhle". Der salzige Dampf befreit die Atemwege und die selbst gebaute Höhle auf dem Boden macht den Kindern Spaß.

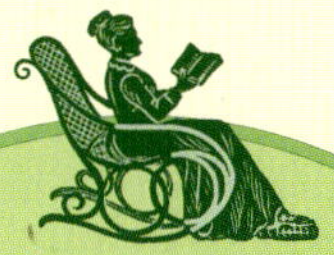

Großmutters Tipp:

Nicht nur für Kinder, sondern auch für Erwachsene sind Inhalationen eine effektive Methode, um Atemwegsinfektionen zu behandeln. Der Wasserdampf hilft den Schleimhäuten sich zu regenerieren und unerwünschte Besucher unseres Körpers, wie Bakterien und Viren, wieder loszuwerden.

Latschenkiefer-Inhalation bei Asthma

Als besonders wirkungsvoll bei Asthma hat sich Latschenkiefer erwiesen. 2-3 EL Latschenkieferextrakt in 1 Liter kochendes Wasser geben. Zweimal täglich die Inhalation unter dem Regenschirm durchführen.

Inhalationen für Erwachsene

In einem großen Topf 1 Liter Wasser zum Kochen bringen. Den Topf von der Kochplatte nehmen und auf einen stabilen Tisch stellen. Nun können dem heißen Wasser Kräuter und ätherische Öle zugegeben werden. Dann den Kopf über den Topf beugen und ein großes Handtuch zur Abdeckung benutzen. Wechselweise durch Mund und Nase atmen.

Kamille und Salbei gegen infektiösen Husten

Bei infektiösen Hustenerkrankungen werden vorzugsweise getrocknete Kamillenblüten und getrockneter Salbei verwendet. Kamille wird von vielen als Unkraut und nicht als Heilpflanze angesehen. Zu Unrecht, denn sein hoher Anteil an ätherischem

Schon im Altertum galt Salbei als universale Medizin gegen Katarrhe der Atemwege und Magen-Darm-Entzündungen.

Öl wirkt entzündungshemmend, krampflösend und schmerzstillend. Eine Hand voll Kamillenblüten mit 1 Liter kochendem Wasser übergießen und den Dampf über Nase und Mund inhalieren.

Die Heilkräfte des Salbeis entspringen dem hohen Gehalt an Gerb- und Bitterstoffen sowie Flavonoiden und ätherischem Öl. 5 EL zerkleinerte Salbeiblätter in 1 Liter kochendes Wasser geben und durch Mund und Nase einatmen.

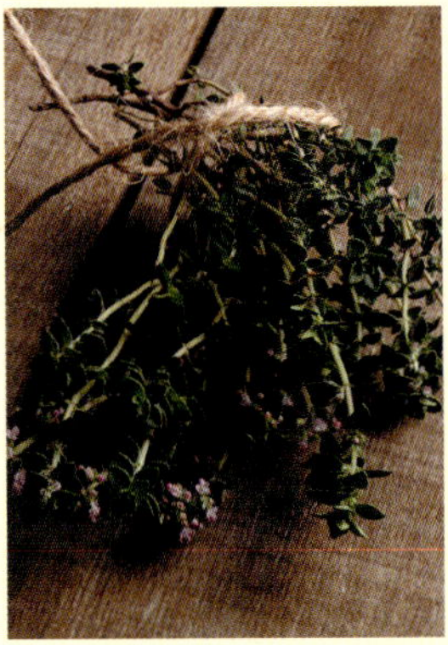

Der sanfte Weg der Heilung: Kräuter im Verbund mit Wärme und Wasser

Thymian: das Lungenkraut

Sein ätherisches Öl, die Gerbstoffe und das Thymol wirken auch gegen Darmbakterien. Da diese über die Lunge ausgeschieden werden, eignet sich Thymian nicht nur bei Erkältungen, sondern auch bei anderen Erkrankungen der Lunge.

Thymiantee

1 EL Thymiankraut mit $^1/_2$ Liter kochendem Wasser übergießen, kurz ziehen lassen und abseihen. Mit Honig süßen und mehrmals am Tag eine Tasse trinken.

Thymianauflage

Die krampflösende Wirkung des Thymians eignet sich auch bestens für eine Auflage. Sein ätherisches Öl gelangt so über die Haut und mit dem Atem in die oberen Luftwege.

3 TL Thymiankraut mit $^1/_2$ Liter kochendem Wasser aufgießen und auf der warmen Kochstelle 5 Minuten ziehen lassen. Dann abseihen.

Ein Baumwolltuch in einer Schüssel auslegen und den Teesud darüber gießen. Anschließend die Baumwollauflage auswringen und das heiße Baumwolltuch sofort in ein trockenes Baumwolltuch einschlagen und auf die Brust legen. Ein weiteres Wolltuch darüber ausbreiten. Ein heißes Kirschsteinsäckchen als zusätzliche Wärmequelle oben auflegen. Mindestens 15 Minuten einwirken lassen.

Meerrettich-Snack

Meerrettich besitzt antibakteriell wirkendes Senföl, das Husten lindert. Als Breiauflage wirkt dieses auch bei Rheuma, Kopf- und Zahnschmerzen.

Den Meerrettich fein reiben und mit Honig vermischen. Regelmäßig 1-3 TL täglich einnehmen.

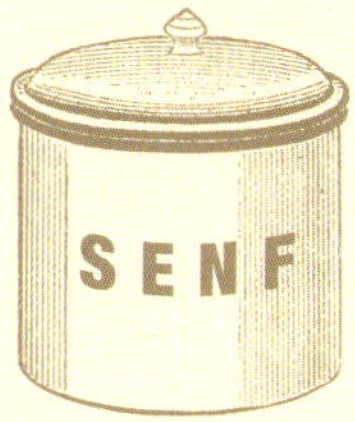

Senf ist ein überaus vielseitiges Produkt der Natur. Heilende Wirkung haben die Senfkörner, die die Samen einer wilden Kohlart sind. Schon bei den alten Griechen waren sie als Heilmittel bekannt. Das Öl der Senfkörner enthält den eigentlichen Wirkstoff, der antibakterielle und blutdruckregulierende Eigenschaften hat. Die Wirkung entfaltet sich erst, wenn das Senföl mit Wasser vermischt wird.

Senfauflage

Benötigt werden schwarzes Senfmehl aus der Apotheke und zwei Baumwolltücher. Das eine Tuch wird zunächst auf die Größe des Brustkorbs gefaltet. Das Senfmehl wird darauf bis zu 2 Millimeter dick aufgetragen, wobei an den Rändern einige Zentimeter freigelassen werden. Dann wird das Tuch von links und rechts in Form einer Ziehharmonika zusammengefaltet. Um die Brustwarzen und die Achselhöhlen vor der intensiven Reizung der Auflage zu schützen, tragen Sie ein wenig Vaseline auf diese Körperstellen auf. In einer Schüssel wird die Auflage nun mit ca. 50 °C heißem Wasser übergossen, ausgewrungen und auf ein trockenes Baumwolltuch gelegt. Dann auf die Brust legen und warm abdecken. Schon nach wenigen Minuten kann es zu einer intensiven Rötung der Haut kommen, was für die Wirksamkeit der Auflage spricht. Bei zu starkem Reizgefühl sollte die Auflage entfernt werden. Bei Verträglichkeit wird die Auflage bis zu 10 Minuten belassen.

Mit speziellen Wickeln gegen den Husten

Hat sich der Husten trotz Tee, Inhalation, Thymian- oder Senfauflage festgesetzt, gibt es noch einige Wickel, die Linderung verschaffen und den Heilungsprozess fördern. So eignet sich der Zwiebelwickel bei starkem Husten und Bronchitis. Die Schmalzauflage hat sich bei trockenem Husten bewährt und bei Reizhusten ist die Bienenwachs-Auflage zu empfehlen. Allgemein entzündungshemmend wirkt die Quarkauflage, die sich bei vielerlei Krankheiten bewährt.

Zwiebelwickel (bei starkem Husten und Bronchitis)

Der Zwiebelwickel hilft äußerst wirkungsvoll bei starkem Husten und Bronchitis. Zwiebeln töten Bakterien ab und enthalten neben wirksamen Substanzen, wie das dem Senföl ähnliche Glykosid, auch ätherische Öle, die schmerzlindernd wirken. In Zwiebeln ist sogar Schwefel enthalten, der anregend auf den Stoffwechsel wirkt.

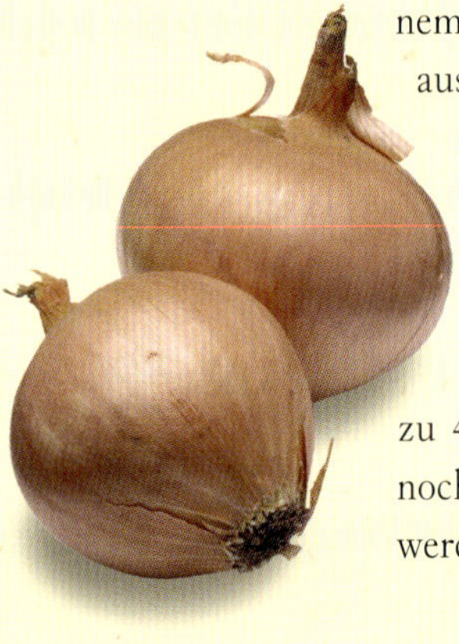

2 mittelgroße Zwiebeln in feine Scheiben schneiden und auf einem dünnen Baumwolltuch so ausbreiten, dass die mit Zwiebeln ausgelegte Fläche später die Brust bedecken kann. Die Ränder des Tuchs von allen Seiten einschlagen und mit Pflaster zukleben.

Den Wickel auf Alufolie legen und im Backofen erhitzen. Dann den Wickel auf die Brust legen und den Oberkörper mit einem zweiten Tuch umwickeln. Zugedeckt bis zu 4 Stunden einwirken lassen. Zum Erhalt der Wärme kann noch ein erhitztes Kirschsteinsäckchen auf den Wickel gelegt werden.

Schmalzauflage (bei trockenem Husten)

Bei trockenem Husten helfen Schweineschmalz-Auflagen, da sie zugleich beruhigend und schleimlösend wirken. Dazu wird ein dicht gewebtes Baumwolltuch auf Brustbreite gefaltet und etwa 5 Millimeter dick mit Schweineschmalz bestrichen. Die bestrichene Seite auf die Haut legen, mit einem großen Tuch abdecken und bis zu 4 Stunden einwirken lassen.

Bienenwachs-Auflage (bei Reizhusten)

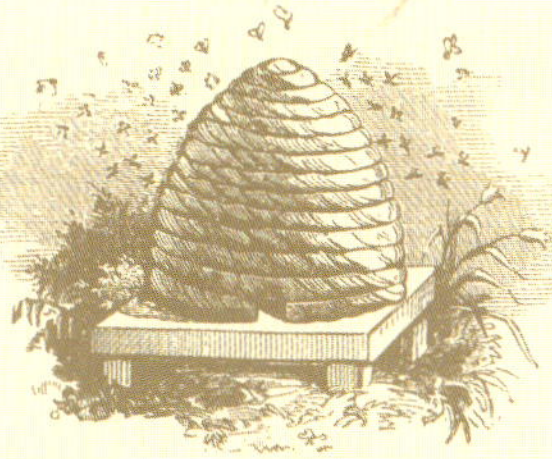

Hilfreich ist diese Auflage besonders bei Reizhusten, da sie einen schleimlösenden und reizstillenden Effekt hat. Bienenwachs-Auflagen sind in Apotheken erhältlich. Bei Verwendung von eigenem Wachs wird der Bienenwachs in einem Wasserbad verflüssigt. Dabei ist darauf zu achten, dass das Bienenwachs aus kontolliert biologischem Anbau stammt.

Ein Baumwolltuch auf etwa 20 mal 30 Zentimeter zuschneiden. Dieses wird dann mehrfach in das heiße Wachs eingetaucht. Nachdem die Auflage gut abgetropft ist, wird sie auf einer Leine getrocknet. Nun wird die Wachsauflage mit Folie in ein Tuch gewickelt und beides kurz auf einem Kirschsteinsäckchen angewärmt. Zur gleichmäßigen Erwärmung muss die Auflage dabei mehrfach gewendet werden. Achten Sie dabei darauf, dass das Wachs nicht ausläuft.

Dann die Folie entfernen und die Wachsauflage auf die Brust legen. Mit einem Tuch abdecken und das warme Kirschsteinsäckchen als Wärmequelle auflegen.

Quarkwickel (allgemein entzündungshemmend)

Quark wirkt entzündungshemmend, schmerzlindernd und angenehm kühlend. Er löst Schleim und Krämpfe der Bronchien und Atemwege. Quarkwickel gehören zu den wichtigsten und wirkungsvollsten Wickeln überhaupt und sie werden teilweise sogar in Kliniken angewendet.

Ein Baumwolltuch wird auf die Größe des Brustkorbs gefaltet. Bestreichen Sie das Tuch fingerdick mit zimmerwarmem Quark. Dann auf die Brust legen und den gesamten Oberkörper mit einem weiteren Tuch umwickeln. Zusätzlich ein heißes oder kaltes Kirschsteinsäckchen auflegen, je nach individuellem Befinden des Patienten, und zudecken. Den Wickel erneuern, sobald der Quark zu trocknen beginnt.

Schnupfen – wenn die Nase läuft

Es heißt, dass er drei Tage kommt, drei Tage bleibt und drei Tage geht, doch kann man einiges zur Linderung tun. In den meisten Fällen sind es Rhinoviren, das sind Krankheitserreger, die sich in der Nasenschleimhaut festsetzen, die den Schnupfen verursachen. Erst sorgen sie für ein Brennen und Kitzeln in der Nase und dann dafür, dass die Nase läuft.

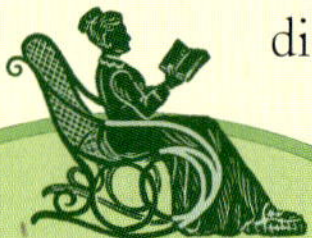

Großmutters Tipp:

Bei Kindern ist Milch mit Ei eine gute Hilfe bei Schnupfen. Dazu wird ein frisches Eigelb mit 2 TL zerstoßenem Kandiszucker schaumig geschlagen und unter ständigem Rühren eine Tasse heiße Milch dazugegossen. Abends vor dem Schlafengehen in kleinen Portionen trinken.

Heilung durch Berührung

Die Nasennebenhöhlen können durch eine Massage der Unterseiten der Finger unterstützend behandelt werden. Streichen Sie dazu mit sanftem Druck vom Fingeransatz bis zur Fingerspitze. Begonnen wird mit dem kleinen Finger. Mehrmals der Reihe nach wiederholen. Für jede Hand zwei Minuten einplanen.

Speziell für Kinder

Homöopathische Hausmittel

Aconitum (Globuli): bei akuter entzündlicher Erkrankung
Dulcamara (Globuli): bei starkem Schnupfen
Lycopodium (Globuli): für Säuglinge bei milder Sekretion
Sambuccus nigra (Globuli): für Säuglinge bei akutem Schnupfen

Eukalyptusöl-Tuch

Eukalyptus wirkt bakterienhemmend und sein ätherisches Öl erleichtert die Nasenatmung. Einfach ein paar Tropfen Öl auf ein Taschentuch geben und mehrmals täglich daran schnüffeln. Nachts kann ein solches Tuch neben das Kopfkissen gelegt werden.

Für Erwachsene

Sanfte Blüten und scharfe ätherische Öle wirken nicht nur gegen Husten, sondern auch bei Schnupfen.

KAMILLENBLÜTEN-INHALATION

Der Alleskönner Kamille wirkt mit seinem ätherischen Öl nicht nur bei Husten, sondern auch entzündungshemmend und schmerzstillend bei Schnupfen.

1 Hand voll Kamillenblüten mit 1 Liter kochendem Wasser übergießen und etwas ziehen lassen. Dann den Dampf durch Nase und Mund inhalieren.

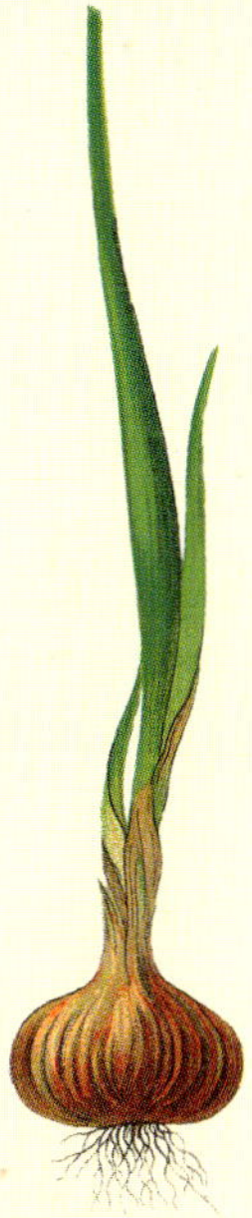

ZWIEBELINHALATION

Erst mit Karl dem Großen kam die Zwiebel aus dem Orient zu uns. Heute gehört sie zu den am weitesten verbreiteten Gartengewächsen. Ihre Wirkung gegen Schnupfen ist ebenso stark wie gegen Husten.

1 Zwiebel klein schneiden und kurz in Wasser kochen. Dann den Dampf inhalieren.

Halsschmerzen, Mandelentzündung und Zahnschmerzen

Halsentzündungen können die unterschiedlichsten Ursachen haben – Schnupfen, der sich zum Rachenkatarrh ausgeweitet hat, Virusinfektionen der Rachenschleimhaut sowie Bakterien- oder Virenbefall der Mandeln. Auch Überanstrengung, psychische Belastungen und zu starker Zigarettenkonsum können verantwortlich sein. Gerade bei Halsschmerzen ist oft nicht klar, ob

ACHTUNG:

Bei einer Mandelentzündung versucht sich der Körper mithilfe des Eiters von Gift- und Schlackenstoffen zu befreien. Sollte dabei Fieber über 39 °C auftreten, muss ein Arzt aufgesucht werden.

Wärme oder Kälte hilft. Im Zweifelsfall sollte beides ausprobiert werden. Eine beginnende Entzündung spricht meist auf Kälte an, der Entzündungsherd wird eingedämmt und beruhigt, die Schmerzen lassen nach. Bei länger andauernden Entzündungen ist meist jedoch Wärme zu empfehlen.

Heilung durch Berührung

Um die Funktion des Halses zu stärken, wird die Daumenpartie rundherum am Ansatz zur Handfläche massiert. Dabei bewegt sich der massierende Daumen mit der Bewegung einer Raupe langsam und mit sanftem Druck einmal vollständig um den Daumen herum. Er kriecht förmlich dort entlang. Je „Umkreisung“ eine Minute einplanen.

Speziell für Kinder

Homöopathische Hausmittel

Aconitum (Globuli): bei Halsschmerzen im Anfangsstadium

Apis (Globuli): bei stechenden Halsschmerzen

Belladonna (Globuli): bei Halsschmerzen mit starker Rachenrötung

Chamomilla (Globuli): bei Zahnungsbeschwerden

Hepar sulfuris (Globuli): bei Mandelentzündung

Phytolacca (Globuli): bei Halsschmerzen mit grippalen Symptomen

Honig bei Halsschmerzen

Mehrmals täglich 1 TL hochwertigen biologischen Honig in den Mund nehmen und langsam den Hals hinunter rinnen lassen.

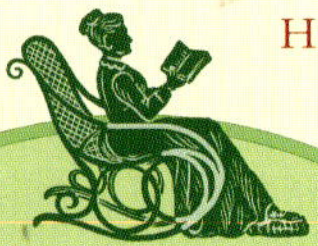

Tipp gegen Zahnfleischbluten:

Speziell für Kinder: *Heidelbeersaft mehrmals täglich in kleinen Portionen trinken. Dabei lange im Mund behalten.*

Für Erwachsene: *1 TL Kamillenblüten mit 1 Tasse heißem Wasser übergießen. Mehrmals täglich damit gurgeln.*

JOHANNISBEERSAFT BEI MANDELENTZÜNDUNG

Schwarzen Johannisbeersaft regelmäßig in kleinen Portionen trinken. Möglichst lange im Mund behalten.

Für Erwachsene

ZITRONENWICKEL

1 ungespritzte Zitrone einritzen, in einen 1/2 Liter kaltes Wasser tauchen und auspressen. Auf diese Weise kommen auch die ätherischen Öle aus der Schale zur Wirkung. Ein Baumwolltuch schmal zusammenfalten. Dann in dem Zitronenwasser tränken, auswringen und auf die Vorderseite des Halses legen. Mit einem trockenen Tuch abdecken und 30 Minuten wirken lassen.

Für eine heiße Anwendung die Zitrone einfach in heißem Wasser ausdrücken.

KOHLWICKEL

Kohl hemmt entzündliche Prozesse und lässt dadurch Schwellungen zurückgehen. Er darf aber auf keinen Fall auf offene Wunden gelegt werden. Verwendet werden die gründlich gewaschenen dunkelgrünen, saftigen Kohlblätter. Die starken Mittelrippen am oberen Ansatz werden abgeschnitten, damit der Wickel besser aufliegen kann. Legen Sie auf einer Plastikunterlage die vorbereiteten Blätter aus und walzen sie mit einer Glasflasche so lange, bis der intensiv riechende Saft austritt.

Die Blätter dann dachziegelartig auf ein Tuch geben; dieses auf den Hals legen und mit einem trockenen Tuch abdecken. Anschließend einen Schal umwickeln. Mindestens eine Stunde wirken lassen.

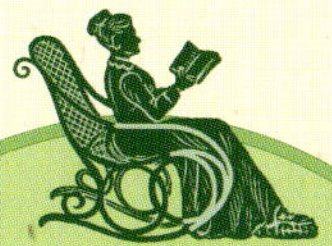

Tipp gegen Zahnschmerzen:

SPEZIELL FÜR KINDER: *Ein kleines Kissen oder Säckchen mit Kamillenblüten füllen, über Wasserdampf erhitzen und so heiß wie möglich auf die schmerzende Stelle an der Wange legen.*

FÜR ERWACHSENE: *Eine Gewürznelke auf den schmerzenden Zahn legen und vorsichtig zerbeißen. Auch ein Tropfen reines Nelkenöl hilft. Mit dem Öl werden Zahnhals und Zahnfleisch des betroffenen Zahns eingerieben.*

ZAHNBÜRSTE:

Zahnärzte empfehlen, alle sechs Wochen die Zahnbürste zu erneuern. Besonders wichtig ist der Wechsel nach Erkältungen, Magen-Darm-Infektionen und Infektionen im Mund-Rachen-Raum.

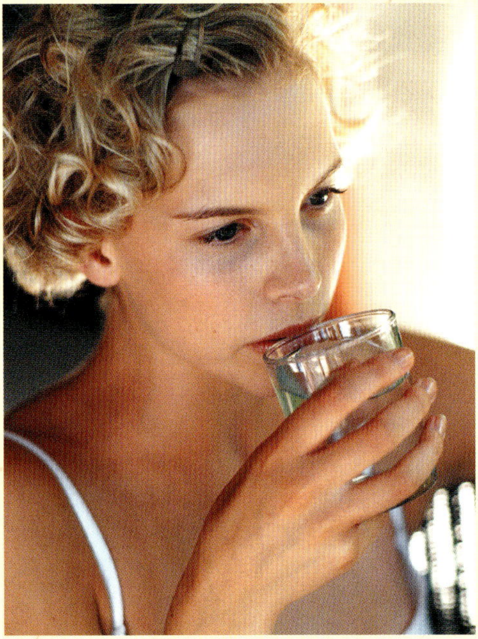

Hippokrates, der Vater unserer abendländischen Medizin, verwendete Honig in zahlreichen Heilmitteln. Moderne wissenschaftliche Studien haben die therapeutischen Eigenschaften des Honigs bewiesen. So wirkt Honig desinfizierend, entzündungshemmend und keimtötend und ist auch bei Erschöpfung und Appetitmangel wirksam.

SALBEITEE

Seine entzündungshemmende und schmerzlindernde Wirkung hilft nicht nur bei Husten, sondern auch bei Halsschmerzen. Wild wachsender Wiesensalbei ist als Arznei allerdings nicht verwendbar.

3 TL zerkleinerte Salbeiblätter 5 Minuten in $^1/_2$ Liter Wasser kochen, abseihen und etwas Apfelessig und Honig hinzufügen. Stündlich 1 EL dieser Mischung einnehmen.

HONIGWASSER

Mehrmals täglich 1 TL Honig in ein Glas warmes Wasser geben und mindestens 1 Minute lang damit gurgeln.

SALZWASSER

1 TL Kochsalz in $^1/_2$ Liter warmes Wasser geben und mehrmals täglich damit mindestens 1 Minute lang gurgeln.

Ohrenschmerzen – unangenehm, aber gut therapierbar

Wenn das Ohr schmerzt, handelt es sich meist um eine Entzündung im Mittelohr. Die Ursache ist häufig Schnupfen oder eine Halsentzündung, die auf das Ohr übergegriffen hat. Manche Kinder sind sehr häufig davon betroffen. Wickel und Auflagen sind sinnvolle Maßnahmen, die aber auch nur nach Absprache mit dem Arzt durchgeführt werden sollten.

Heilung durch Berührung

Die Reflexzonen für das Ohr liegen direkt unterhalb des oberen Gelenks beider Mittelfinger. Um über diese Stelle die Funktion des Ohrs zu stärken, muss mit dem massierenden Daumen eine langsame, aber feste, drehende Bewegung auf diesen beiden Stellen bis zu 5-mal durchgeführt werden.

ACHTUNG:
Da Ohrenschmerzen in aller Regel eine Infektion an einem anderen Ort zugrunde liegt, die auf das Ohr übergegriffen hat, sollten sie unbedingt von einem Arzt untersucht und behandelt werden.

Speziell für Kinder

Homöopathische Hausmittel

Aconitum (Globuli): bei akuter Entzündung
Belladonna (Globuli): bei bohrenden, klopfenden Ohrenschmerzen und berührungsempfindlichem Ohr
Ferrum phosphoricum (Globuli): bei Ohrenentzündung

Taschentuch-Auflage

Einige Tropfen Johanniskrautöl auf zwei schmal gefaltete Taschentücher geben. Mit der öligen Seite hinter die Ohren legen und mit einer Mütze befestigen.

Für Erwachsene

Zwiebelauflage

2 Zwiebeln klein schneiden und leicht erwärmen. Dann in ein Tuch einrollen und so lange ausdrücken, bis Saft austritt. Das Tuch über die Ohrregion legen und mit einem Schal oder einer Mütze befestigen.

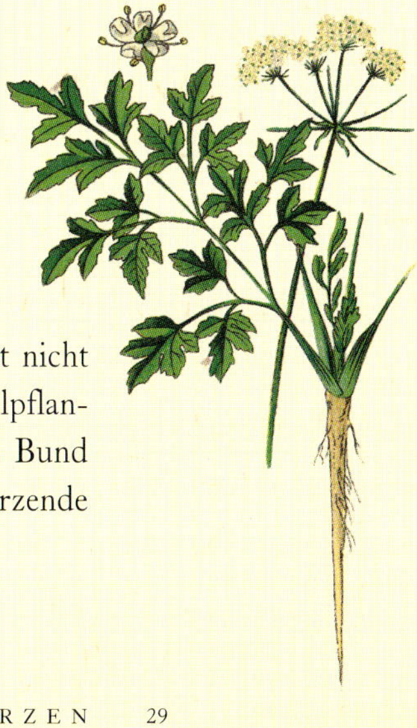

Petersilienauflage

Das beliebte und stark duftende Gewürzkraut verfeinert nicht nur Speisen, sondern gilt seit dem Altertum auch als Heilpflanze. Um gegen den Ohrenschmerz zu helfen, muss ein Bund Petersilie zu einem Brei zerquetscht und auf das schmerzende Ohr gelegt werden.

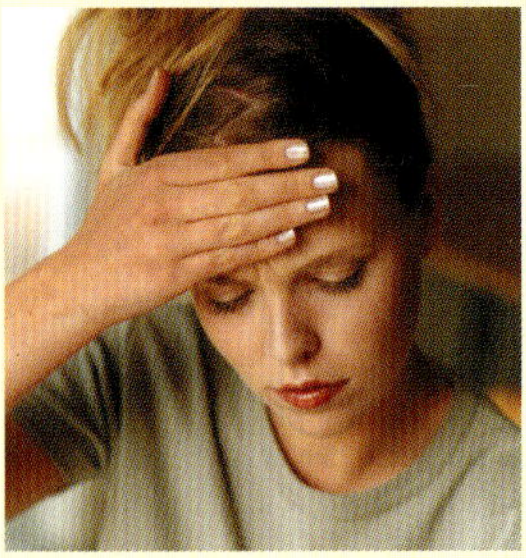

Kopfschmerzen und Migräne – wahre Volksleiden

Kopfschmerzen können viele Ursachen haben. Sie können durch eine Erkältung oder durch einen Wetterumschwung ausgelöst werden. Es gibt Verspannungskopfschmerzen, aber auch Ängste und Sorgen können Kopfschmerzen hervorrufen. Wenn der Kopfschmerz nicht durch eine Erkältung entstanden ist, sollte die Ursache von einem Arzt geklärt werden. Migräne zeichnet sich häufig durch einen heftigen, pulsierenden Schmerz im Bereich der Schläfen aus. Es wird daher vermutet, dass Migräne auf Veränderungen von Gefäßstrukturen und auf Entzündungen der Gefäße in der Gehirnhaut zurückzuführen ist. Auslöser können Stress, Erschöpfung und Schwankungen des Hormonspiegels sein. Es gibt auch eine familiäre Veranlagung. Auch Migräne sollte von einem Facharzt diagnostiziert werden.

Heilung durch Berührung

Mit dem Daumen fest auf die Kuppe des anderen Daumens drücken. Dann auf die andere Daumenkuppe drücken. Der Vorgang kann einige Male wiederholt werden. Länge und Festigkeit des Drucks sollten individuell ausgeführt werden, da jeder Schmerzpatient anders reagiert.

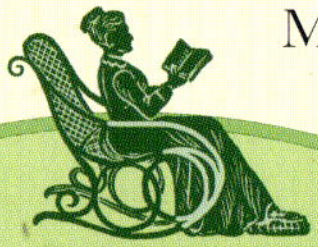

Großmutters Tipp:

Ein bewährtes Mittel bei Kopfschmerzen sind einige Tropfen Pfefferminzöl, die direkt in die Schläfen massiert werden.

Speziell für Kinder

Homöopathisches Hausmittel

Belladonna (Globuli): bei Kopfschmerzen

Mandelmus

Mandelmus ist in Reformhäusern erhältlich. Mehrmals täglich 1 TL nehmen.

Für Erwachsene

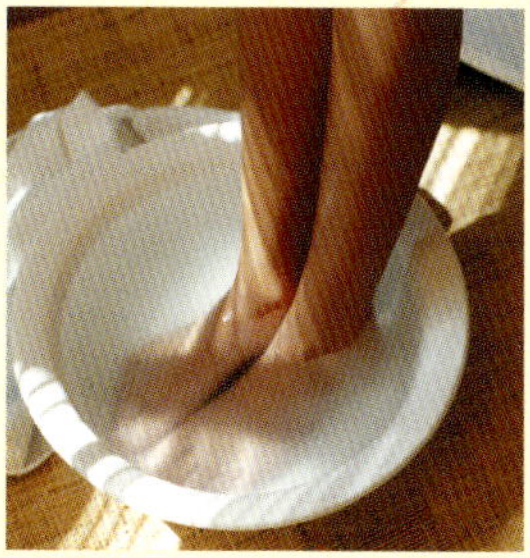

Ob Wärme oder Kälte hilft kann wie bei anderen Schmerzen individuell unterschiedlich sein. Ein Test mit einem heißen Kirschsteinkissen oder mit einer kalten Auflage verschafft Klarheit. Wer heiße Auflagen im Nacken bevorzugt, sollte gleichzeitig ein heißes Fußbad dabei nehmen.

Heisses Senf-Fussbad

40 g Senfmehl in 10 Liter heißes Wasser geben und die Füße bis zu 10 Minuten lang darin baden.

Kalte Quarkauflage

Quark kühlt und wirkt abschwellend und schmerzlindernd. Die Auflage wird im Nackenbereich durchgeführt. Sobald der Quark zu trocknen beginnt, wird er entfernt.

Zitronenscheiben

Ebenso einfach wie wirkungsvoll ist die Behandlung mit Zitronenschale. Dabei wird ein Stück Zitronenschale – von der zuvor das weiße Häutchen entfernt wurde – mit der Innenseite auf die Schläfen aufgelegt.

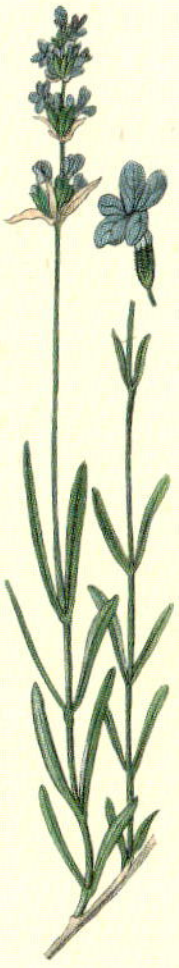

Gewürznelke

Oft hilft es auch, drei Stücke Gewürznelken über den Tag verteilt zu kauen.

Lavendeltee

Lavendel wird mit Vorliebe bei nervösen Unruhezuständen verordnet. Sein intensiver aromatischer Geruch hat eine beruhigende Wirkung.

1 TL Lavendelblüten in 1/2 Liter Wasser 10 Minuten kochen, abseihen und etwas abkühlen lassen. 1 Tasse trinken und dabei

Schläfen, Stirn und Nacken mit einem in dem restlichen Tee getränkten Tuch einreiben.

MANDELN
Zwischen 5 und 10 rohe oder gekochte Mandelkerne essen.

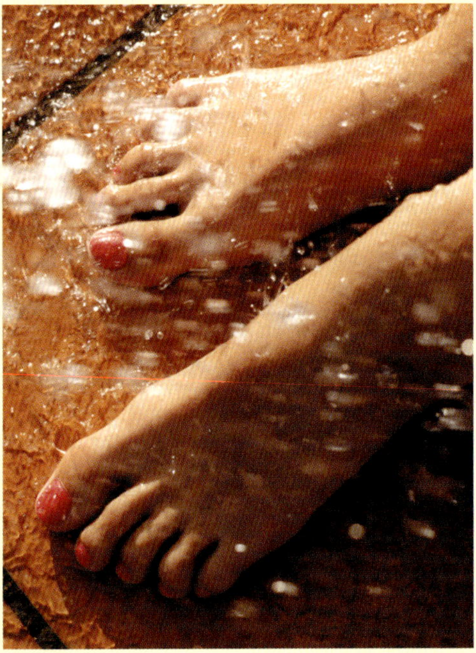

Wasser ist in seiner vielseitigen Wirkung auf den Körper gar nicht hoch genug zu schätzen.

Wassertreten stärkt das Immunsystem

Wenn die Erkältung mit ihren ganzen Symptomen gründlich auskuriert ist, ist es an der Zeit, das Immunsystem wieder zu stärken. Neben ballaststoff- und vitaminreicher Nahrung und dem Trinken von mindestens zwei Litern Wasser am Tag empfiehlt sich als Kur das Wassertreten während mindestens zwei Wochen.

Dazu wird in eine mit einer Gummimatte ausgelegte Badewanne wadenhoch kaltes Wasser gelassen. Wichtig ist, dass die Füße vor Beginn des Wassertretens warm sind. Steigen Sie nun in die Wanne und waten Sie zwischen zwei und vier Minuten lang durch das Wasser. Bei jedem Schritt muss darauf geachtet werden, dass der Fuß vollständig aus dem Wasser auftaucht, damit Luft um ihn zirkuliert. Nachdem die Füße gut abgetrocknet sind, werden sie in warme Strümpfe verpackt. Damit sich die Füße möglichst schnell erwärmen, laufen Sie so lange umher, bis sie angenehm warm sind. Danach ruhen Sie ein wenig aus und halten dabei die Füße weiterhin warm.

KAPITEL 3

Die inneren Organe stärken

*Unsichtbar sind sie und doch lebenswichtig.
Nur wenn die inneren Organe gesund und leistungsfähig sind,
funktioniert unser Körper reibungslos und
wir fühlen uns wohl. Mit natürlichen Heilmethoden
können wir diese Organe stärken.*

Nieren, Blase und Harnleiter – unser Entgiftungssystem

Die Nieren erfüllen eine kaum vorstellbare Entgiftungsaufgabe. Nahezu 180 Liter Flüssigkeit werden von ihnen pro Tag gefiltert. Dabei schwemmen sie Giftstoffe und Ablagerungen aus. Zwei Liter dieser Menge werden über Harnleiter und Blase ausgeschieden. Ob genügend Flüssigkeit im Körper vorhanden ist, ist an der Farbe des Urins zu erkennen. Er sollte so klar wie Wasser sein.

Heilung durch Berührung: Niere, Blase und Harnleiter

Bei der Massage der Reflexzonen in der Hand werden am besten Blase, Harnleiter und Nieren gemeinsam stimuliert. Den Blasenreflex regen Sie an, indem Sie mit dem Daumen in raupenartiger Bewegung den Daumenballen der zu massierenden Hand mit Druck bearbeiten. Ist dieser Bereich eine Minute lang stimuliert worden, bewegen Sie Ihren Daumen mit derselben Technik langsam in die Handinnenfläche vom Daumenballen in Richtung Zeigefinger. Auf diese Weise wird die Harnleiterzone massiert. Im mittleren Drittel der Handinnenfläche unterhalb des Zeigefingers liegt die Zone, die direkt auf die Nieren einwirkt. Der massierende Daumen muss an dieser Stelle langsam, aber fest im Kreis gedreht werden.

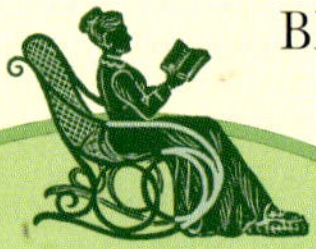

Großmutters Tipp:

Zur Stärkung der Nieren sind Petersilie und Buttermilch – speziell bei Kindern – bestens zu empfehlen. Petersilie eignet sich in Suppen, Salaten oder zu Gemüse, um die Nierenfunktion zu steigern. Genauso wirksam ist ein Glas frische Buttermilch täglich.

Speziell für Kinder

Homöopathisches Hausmittel

Aconitum (Globuli): bei akuten entzündlichen Vorgängen

Für Erwachsene

Schachtelhalmwickel

Zur Stärkung und Anregung der Nieren ist ein wöchentlicher heißer Nierenwickel mit Schachtelhalm bestens geeignet.
6 EL Schachtelhalmkraut (aus der Apotheke) in 1 Liter warmem Wasser ansetzen und etwa 10 Minuten kochen lassen.
Ein großes Baumwolltuch so falten, dass es etwa 1,5-mal um den Bauch herum reicht. Den heißen Tee abseihen und über das Tuch gießen. Ein wenig auskühlen lassen und auswringen. Dann das Baumwolltuch um den Rumpf wickeln. Ein trockenes Handtuch darüber wickeln und in einer bequemen Position ohne Hohlkreuzbildung ruhen. Vor dem Auskühlen den Wickel entfernen.

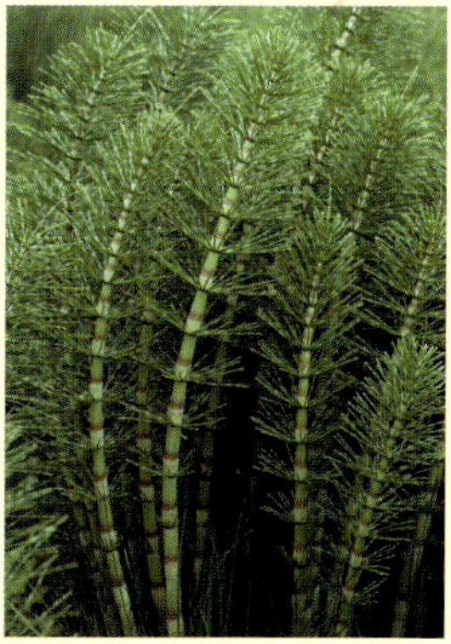

Auf Äckern gilt der Schachtelhalm als lästiges Unkraut und er wurde lange Zeit nur als pflanzliches Scheuermittel eingesetzt, um das Zinngeschirr zu polieren. Daher stammt auch sein weiterer Name Zinnkraut. Pfarrer Kneipp entdeckte das Kraut als Durchspülungsmittel für Nieren und Blase wieder.

Birkenblättertee

4-6 Blätter mit 1 Tasse kochendem Wasser übergießen und einige Minuten ziehen lassen. Täglich 3 Tassen beugen Erkrankungen vor und lindern leichte Beschwerden. Im Frühjahr können die jungen Blätter auch gesammelt und für den Jahresvorrat getrocknet werden.

Nierensteine – ein schmerzhaftes Leiden

Typisch für Nierensteine ist häufig der fast unerträgliche Schmerz, der großflächig bis in den Rücken ausstrahlen kann. Nierensteine müssen immer von einem Facharzt behandelt werden. Die Schmerzen lassen sich mit Hausmitteln lindern.
Bewährt hat sich ein warmes Sitzbad zwischen 38 und 39 °C mit Schachtelhalm (Zinnkraut). Dazu 3 TL getrocknetes Zinnkraut mit $^1/_2$ Liter Wasser 5 Minuten kochen lassen. Den Sud dem

Badewasser, das bis zum Bauchnabel reicht, beifügen. Nach 15 Minuten aus der Badewanne steigen. Nicht kalt duschen, sondern möglichst eine Stunde ruhen.

Erste Hilfe bei Nieren- und Gallenkoliken

Bei Nieren- und Gallenkoliken muss schnellstens ärztlicher Rat hinzugezogen werden. Mit einem Lendenwickel können die Schmerzen unterdessen aber spürbar gelindert werden. In seiner heißen Form dient er dabei allerdings nur als Erste-Hilfe-Maßnahme.

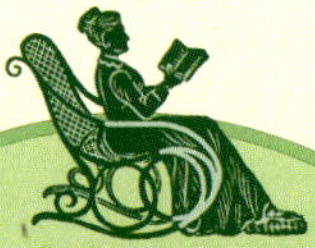

Großmutters Tipp:

Spargel ist gesund und kalorienarm. Zur Entschlackung, zum Entwässern und zum Durchspülen der Nieren bietet sich das Wasser an, in dem der Spargel gekocht wurde. Während einer zweiwöchigen Kur sollte täglich auch ein Pfund Spargel gegessen werden. Das Spargelwasser kann zur Abwechslung auch mit Kartoffeln eingedickt werden.

Lendenwickel

Entwickelt und in seiner Wirksamkeit erwiesen wurde der Lendenwickel vom Begründer der Kaltwasserbehandlung Vinzenz Prießnitz und laut seiner Empfehlung wird er am besten vor dem Einschlafen angelegt.

Der große Lendenwickel wird dabei vom Rippenbogen abwärts bis zum Oberschenkel angelegt. In der Taille ist darauf zu achten, dass er gut festsitzt. Der kleine Lendenwickel wird von der Hüfte abwärts bis zum Po gewickelt. Um die feuchten Wickel wird anschließend noch ein trockenes Tuch gelegt.

Der feuchtkalte Lendenwickel hat sich bei chronischen Beschwerden der Organe bewährt, während der körperwarme Lendenwickel den Organen hilft, wenn entzündliche Vorgänge vorliegen. Der heiße Lendenwickel ist eine wirksame Erste-Hilfe-Maßnahme bei akuten Gallen- und Nierenkoliken. Gleichzeitig muss aber unbedingt der Arzt informiert werden.

Blasenentzündung

Zunehmender Harndrang bei gleichzeitig nachlassender Urinmenge und stärker werdenden Schmerzen ist das erste Anzeichen einer Blasenentzündung. Da die Harnwege bei Frauen sehr viel kürzer sind als bei Männern und Bakterien daher viel schneller in die Blase gelangen können, sind überwiegend Frauen von der Erkrankung betroffen. Meist ist eine Unterkühlung des Unterleibs die Ursache. Deshalb sollte nicht nur möglichst schnell eine heiße Auflage angewandt werden, sondern auch mindestens 2,5 Liter getrunken werden, um die Krankheitserreger auszuspülen.

Speziell für Kinder

Homöopathische Hausmittel

Cantharis (Globuli): bei Blasenentzündung im Anfangsstadium
Dulcamara (Globuli): bei Blasenentzündung mit Fieber
Pulsatilla (Globuli): bei öfter auftretenden Blasenentzündungen
Belladonna (Globuli): bei Bettnässen

Preiselbeeren

Alle zwei Stunden 1 TL Preiselbeersaft oder Preiselbeermarmelade einnehmen. Schmeckt Kindern und hilft auch Erwachsenen sehr gut bei einer hartnäckigen Blasenentzündung.

Für Erwachsene

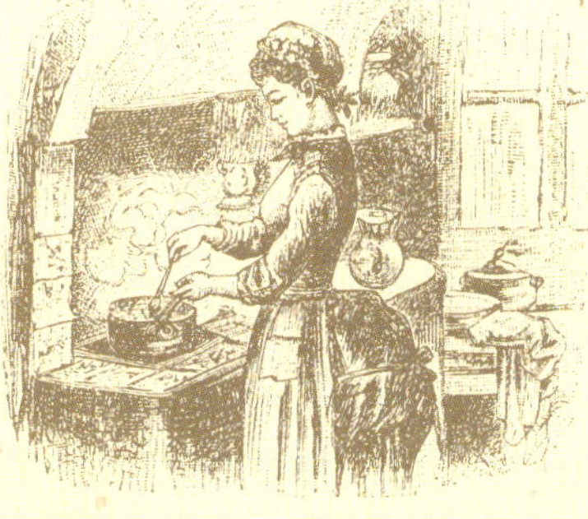

Kartoffelauflage/Kartoffelsack

500 g Kartoffeln weich kochen und mit Schale auf ein Baumwolltuch legen. Nun die Ränder von allen Seiten einschlagen. Die eingewickelten Kartoffeln mit der flachen Hand und der Faust zerdrücken, die Ränder des Tuchs mit Heftpflaster zusammenkleben. Die Auflage

auf die schmerzende Stelle in der Blasengegend legen und sie nach einer Stunde, spätestens jedoch, wenn sie erkaltet ist, entfernen.
In gleicher Weise wird bei der Herstellung eines Kartoffelsacks vorgegangen. Anstelle des Baumwolltuchs wird ein Leinensäckchen verwendet, das fest zugebunden wird.

Heisse Heublumenauflage

Ein Heublumensäckchen über Wasserdampf erhitzen und so heiß wie möglich auf die Blasengegend legen. Die Behandlung über mehrere Tage mindestens 3-mal täglich durchführen.

Silbersalbenauflage

Silbersalbe ist in Apotheken erhältlich und wirkt gut gegen ständigen Harndrang.
Ein angewärmtes Leinen- oder Baumwolltuch mit einem Salbenstrang von etwa 2 Zentimetern bestreichen. Mit der bestrichenen Seite auf die Blasengegend legen und bis zu einer Stunde einwirken lassen.

Birkenblättertee

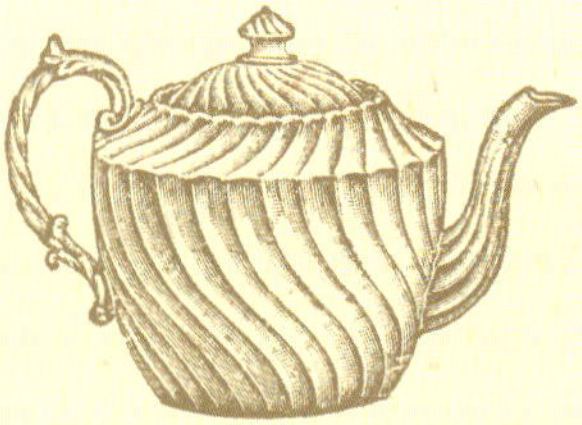

Die Blätter der Birke stimulieren die Harnproduktion. 2 TL getrocknete Birkenblätter mit 1/2 Liter kochendem Wasser übergießen und 10 Minuten ziehen lassen. Dann abseihen und 3 Portionen über den Tag verteilt trinken. Auch nach Abklingen der Symptome sollte die Kur mit Birkenblättertee noch einige Tage fortgesetzt werden.

Meerrettich

Den fein geriebenen Meerrettich zu gleichen Teilen mit Honig vermischen, zu einem Brei verrühren und 3-mal täglich 1 TL einnehmen.

Blasenschwäche

Wenn der Urin unkontrolliert abgeht, spricht man von einer Blasenschwäche. Der Schließmuskel der Blase funktioniert nicht mehr richtig. Gehen, Laufen, Niesen, Husten und ruckartige Bewegungen können das Ablassen des Urins bereits verursachen. Betroffen sind meist Frauen, die mehrere Kinder haben, sowie Frauen in den Wechseljahren.

Salbeitee

3 TL zerkleinerte Salbeiblätter 5 Minuten in 1/2 Liter Wasser kochen, abseihen und mehrmals täglich eine Tasse trinken.

Borretsch

Borretsch stärkt die Blase und damit ihre Funktion. 1 EL klein geschnittenen Borretsch in 1/2 Liter Wasser kochen, abseihen und alle 3 Stunden davon schluckweise trinken.

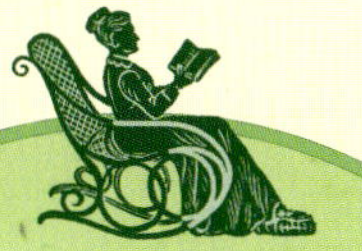

Großmutters Tipp:

Regelmäßige Sitzbäder mit Zinnkraut-Extrakt (aus der Apotheke) sind bei Blasenschwäche oft hilfreich. Geben Sie nur so viel Wasser in die Badewanne, dass das 36-38 °C warme Wasser bis knapp unter den Bauchnabel reicht. Nach 10 Minuten aus der Badewanne steigen und möglichst schlafen gehen.

Probleme rund um Magen und Darm

Magen und Darm bereiten immer wieder einmal Probleme. Häufig handelt es sich lediglich um eine kleinere Verstimmung, die mit einigen Hausmitteln gut zu kurieren ist. Die häufigste Magenerkrankung ist die Gastritis, die von Völlegefühl, Sodbrennen, Aufstoßen und Schmerzen im Oberbauch begleitet wird. Neben Magenkrämpfen kommt es häufig auch zu Blähungen, Durchfall oder Verstopfung. Neben Stress ist falsche Ernährung der häufigste Auslöser. Weit verbreitet sind auch allge-

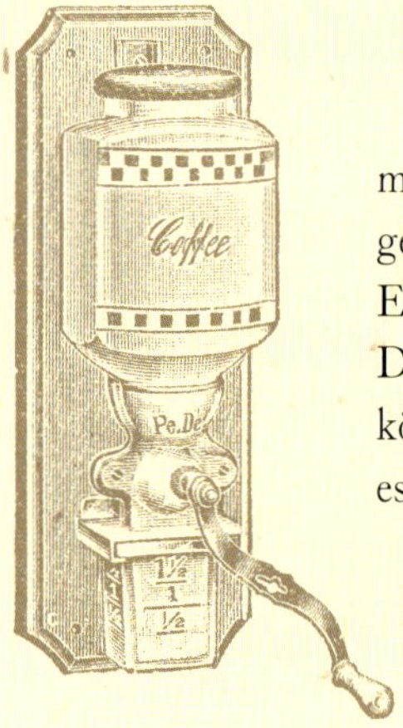

meine Magenbeschwerden und Magenschleimhautentzündungen. Auch sie werden häufig durch zu schnelles und heißes Essen, Stress, zu viel Kaffee, Alkohol und Zigaretten ausgelöst. Da Magenerkrankungen ganz unterschiedliche Ursachen haben können, bedarf es einer ärztlichen Diagnose. Unterstützend gibt es viele einfache und sehr wirksame Hausmittel.

Heilung durch Berührung: Magen, Leber, Gallenblase, Milz und Bauchspeicheldrüse

Die Reflexzonen von Magen, Leber, Gallenblase, Milz und Bauchspeicheldrüse liegen über das mittlere Drittel des Handtellers und Handrückens verteilt. Für die Verdauung bietet sich deshalb an, alle Bereiche gleichzeitig zu stimulieren. Der Daumen der massierenden Hand bewegt sich raupenartig mit sanftem Druck im mittleren Drittel von der Außenseite unterhalb des kleinen Fingers in waagerechten Linien bis zur Außenseite unterhalb des Zeigefingers. Setzen Sie dann etwas niedriger an und beginnen Sie von vorn, bis Sie nach vier bis fünf waagerechten Durchgängen das gesamte mittlere Drittel der Handinnenfläche und des Handrückens auf beiden Händen massiert haben.

Magenschmerzen

Bei plötzlich auftretenden Magenschmerzen verschaffen Tees und homöopathische Mittel meist rasch Linderung.

Speziell für Kinder

Homöopathische Hausmittel

Chamomilla (Globoli): bei Blähungen
Colocynthis (Globuli): bei Koliken bei Säuglingen
Ipecacuanha (Globuli): bei Magen-Darm-Infektion
Nux vomica (Globuli): bei Bauchschmerzen

Brombeerblättertee

Der Tee aus Brombeerblättern ist ideal gegen Magenschmerzen. 2 TL Brombeerblätter mit 1/2 Liter kochendem Wasser übergießen. Bis zu 15 Minuten ziehen lassen, abseihen und mit Honig süßen.

Für Erwachsene

Kamillen- und Pfefferminztee

Diese Mischung hat sich besonders bei Magenkrämpfen bewährt.
1 TL Kamillenblüten und 1 TL Pfefferminzblätter mit 1/2 Liter kochendem Wasser übergießen und 3 Minuten ziehen lassen, dann abseihen und in kleinen Schlucken trinken.

Kümmelpulver

1/2 TL pulverisierter Kümmel hilft bei Magenkoliken und kann auch als Kur täglich eingenommen werden.

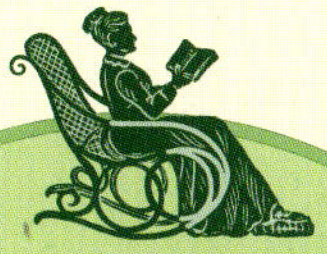

Großmutters Tipp:

Immer wieder einmal kommt es vor, dass das Essen einfach zu gut schmeckt. Danach aber spannt der Magen. Bei überfülltem Magen hilft Basilikum. 1 EL Basilikum-Blätter zerkleinern und mit 1 Tasse kochendem Wasser übergießen. Nur kurz ziehen lassen. Über den Tag verteilt 3 Tassen trinken.

Gastritis und Magenübersäuerung

Kamillentee

Kamille ist das Beste bei Magenübersäuerung und Gastritis. 1 EL Kamillenblüten mit 1/2 Liter kochendem Wasser übergießen und 10 Minuten ziehen lassen. 3 Tassen täglich trinken.

Kartoffelsaft

Der Saft aus Kartoffeln wirkt gegen Gastritis.
Eine rohe Kartoffel nach dem Waschen mit der Schale zerreiben und den Saft durch ein Sieb auspressen. 1/2 Stunde vor dem Essen einen kleinen Schluck trinken.

Heilerde
1 TL Heilerde (für die innerliche Anwendung) einnehmen. Sie bindet die überschüssige Magensäure, die dann einfach über den Stuhlgang ausgeschieden wird.

Magenschleimhautentzündung

Bärlauchsaft
20 Tropfen Bärlauchsaft, aus der gepressten Zwiebel gewonnen, mit etwas Milch vermischen und täglich 3-mal einnehmen.

Völlegefühl

Heisser Bauchwickel
Ein großes Badehandtuch wird in Längsrichtung gefaltet und in bis zu 50 °C warmes Wasser getaucht, ausgewrungen und so um den Körper gewickelt, dass es vom Bauchnabel abwärts bis zur Mitte der Oberschenkel reicht. Dabei darauf achten, dass keine Falten entstehen. Ein trockenes Tuch und eine Wolldecke darüber wickeln. Den Wickel vor dem Abkühlen entfernen und die Haut mit einem kalten Waschlappen abreiben. Dann gründlich abtrocknen und für ein wenig Bewegung sorgen.

Sodbrennen

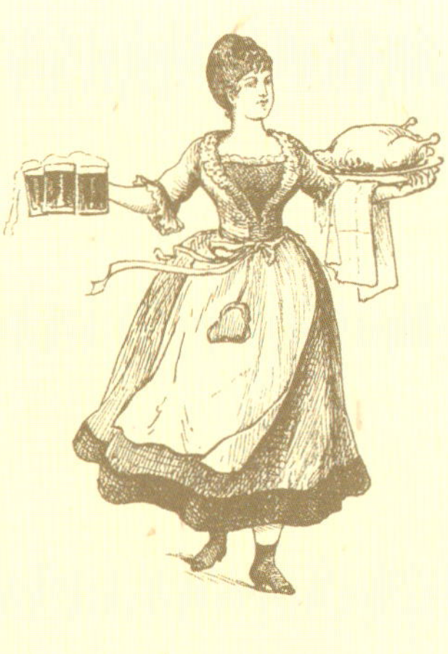

Zu viel und zu schnelles Essen überlastet – besonders wenn es fettreich war – häufig das Verdauungssystem. Magensäure kann dann den unteren Teil der Speiseröhre aufsteigen und so entsteht ein brennendes Gefühl.

Speichel
Der einfachste Weg, Sodbrennen unterwegs zu behandeln, ist, möglichst viel Speichel im Mund zu sammeln und ihn zu schlucken. Diesen Vorgang so lange wiederholen, bis das Brennen abgeklungen ist.

WACHOLDERBEEREN

10 Wacholderbeeren, gut gekaut, verhindern eine übermäßige Säurebildung.

ROHE KARTOFFEL

Genauso wirksam ist eine rohe Kartoffel, die in Scheiben geschnitten wurde. Langsam und gründlich zerkauen und schlucken.

Darmbeschwerden

Vorverdaut durch Speichel und Magensaft gelangt die Nahrung in den Dünndarm. Dort findet mit Hilfe von Galle, Bauchspeicheldrüse und der Darmwand selbst die Verflüssigung und Aufspaltung des Nahrungsbreis statt, damit die Nährstoffe vom Körper überhaupt aufgenommen werden können. Die unlöslichen Bestandteile werden weiter durch den Darm transportiert, bis sie ausgeschieden werden. Erkrankungen, psychische Stressfaktoren und falsche Ernährung können die wichtige Funktion des Darms stören.

Heilung durch Berührung

Zur Stimulierung von Dick- und Dünndarm wird der Daumen raupenartig über die unteren beiden Drittel der Handinnenflächen mit sanftem Druck bewegt. Dabei geht man in waagerechten Linien von der Handaußenseite vor. In der rechten Hand werden auf diese Weise Leber und Gallenblase sowie der aufsteigende und quer liegende Dickdarm massiert. In der linken Hand wird so der quer liegende, absteigende und s-förmige Dickdarm angeregt.

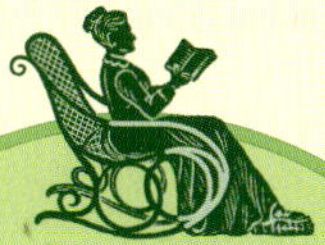

Tipp gegen Mundgeruch:

Mundgeruch kann viele Ursachen haben: ein faulender Zahn, eine Mundschleimhautentzündung oder aber das Verdauungssystem ist nicht in Ordnung. Eine Abklärung sollte durch den Arzt erfolgen.

GURGELN MIT ZITRONENWASSER:

1 Zitrone in 1 Glas Wasser auspressen und mehrmals täglich damit gurgeln. Für unterwegs: Nach den Mahlzeiten 3-5 getrocknete Wacholderbeeren langsam kauen und schlucken.

Natürliche Hilfe bei Durchfall

Akuter Durchfall kann durch eine Infektion, verdorbenes Essen, Stress oder große Aufregung ausgelöst werden. Bei einer Infektion kommt es meist auch zu Darmkrämpfen, Erbrechen und Fieber. Sollte sich der Stuhlgang am dritten Tag nicht normalisiert haben, muss dringend ein Arzt aufgesucht werden.

Speziell für Kinder

Homöopathische Hausmittel

Chamomilla (Globuli): bei Durchfall
Ipecacuanha (Globuli): bei Magen-Darm-Grippe

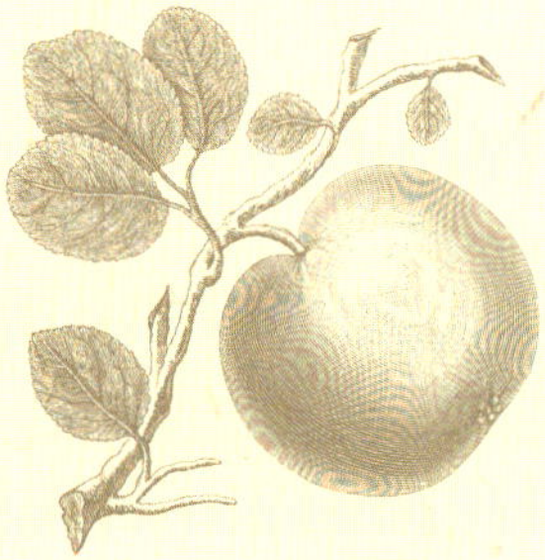

Geriebener Apfel

Ein sehr wirksames Mittel gegen Durchfall, besonders bei Kindern, ist ein frisch geriebener Apfel. Mit der Schale reiben und den Brei so lange stehen lassen, bis er bräunlich geworden ist. Zwischendurch umrühren, damit die Färbung gleichmäßig ist.

Heisses Kirschsteinsäckchen

Eine entspannende und schmerzlindernde Wirkung bei Darmkoliken haben heiße Kirschsteinsäckchen.

Für Erwachsene

Muskatmilch

3 Messerspitzen Muskatpulver in eine Tasse heiße Milch rühren und schluckweise trinken.

Melissen- und Pfefferminztee

Bei fast allen Beschwerden des Verdauungssystems hilft Pfefferminztee. Eine Mischung mit Melissentee bietet sich vor allem bei Kindern an, weil eine Durchfallerkrankung bei ihnen oft mit

Übererregung einhergeht. 1 TL Pfefferminzblätter und 1 TL Melissenblätter mit 1/2 Liter kochendem Wasser übergießen, kurz ziehen lassen, abseihen und abgekühlt, mit etwas Honig gesüßt, in kleinen Portionen trinken.

Verstopfung sanft beheben

Die Ursachen einer Verstopfung sind meist ballaststoffarme Ernährung, zu viel Süßigkeiten, Stress, seelische Probleme und Bewegungsmangel. Neben der vorübergehenden Unfähigkeit des Darms, sich täglich zu entleeren, kann es auch zu Völlegefühl, Blähungen und leichter Übelkeit kommen. Hält dieser Zustand einige Zeit an, können auch Bauchschmerzen sowie Rücken- und Kopfschmerzen auftreten. Bei einer chronischen Verstopfung sollte die Ernährung unbedingt dauerhaft auf ballaststoffreiche Vollwertkost umgestellt werden.

Großmutters Tipp:

Leinsamen und Weizenkleie gelten als sehr verdauungsfördernd. Der Erfolg stellt sich allerdings erst nach einigen Tagen ein. 3 EL Leinsamen oder Weizenkleie, in Joghurt, Milch, Säften oder Salaten täglich verzehrt, fördern dauerhaft eine gesunde Verdauung.

Speziell für Kinder

HOMÖOPATHISCHE HAUSMITTEL

Lycopodium (Globuli): bei Verdauungsproblemen

Nux vomica (Globuli): bei Bauchschmerzen

FEIGEN UND PFLAUMEN

Getrocknete Feigen oder Pflaumen in kleine Stücke schneiden und über Nacht in einem Glas Wasser einweichen. Zunächst ein wenig Einweichwasser auf nüchternen Magen trinken und dann die Früchte essen.

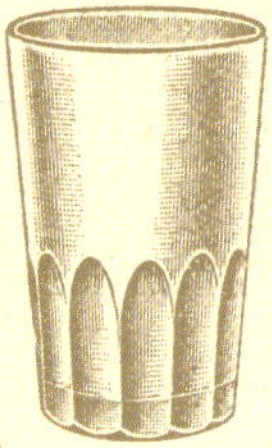

Für Erwachsene

Warmes Wasser

Morgens auf nüchternen Magen ein Glas warmes Wasser trinken.

Sauerkrautsaft

Vor dem Mittagessen ein Glas Sauerkrautsaft trinken.

Rizinusöl

Es ist mit Sicherheit das bekannteste Abführmittel. 1-2 TL morgens auf nüchternen Magen oder abends vor dem Schlafengehen.

Hämorrhoiden

Hämorrhoiden sind knotenförmige Erweiterungen der Mastdarm- und Aftervenen. Meist lösen sie keine Beschwerden aus, sondern fallen erst durch helles Blut im Stuhlgang auf. Mitunter kann es aber zu Juckreiz oder einem brennenden Gefühl kommen. Bestehen Hämorrhoiden über einen längeren Zeitraum, kann es auch zu krampfartigen Schmerzen bei der Ausscheidung kommen. Eine ärztliche Untersuchung ist in jedem Fall anzuraten.

Eichenrinden-Sitzbad und Ringelblumen-Honig-Salbe

1 Hand voll klein geschnittene Eichenrinde mit 2 Liter kaltem Wasser 10 Minuten kochen. Dann abseihen und in das Sitzbad geben. Das Wasser in der Badewanne sollte bis zum Bauchnabel reichen und eine Temperatur von 35-37 °C haben. Nach 15 Minuten das Bad beenden und gut abtrocknen. Danach Ringelblumensalbe (aus der Apotheke) im Verhältnis 1:1 mit flüssigem Honig vermischen. Der Honig kann dazu über einem Wasserbad erwärmt werden. Diese Mischung vorsichtig mit dem Finger in den After einführen. Das Sitzbad sollte täglich durchgeführt werden. Die Ringelblumen-Honig-Mischung kann darüber hinaus nach jedem Stuhlgang und einer gründlichen Reinigung angewandt werden.

Menstruationsprobleme

Die Tage vor und während der Periode sind vor allem bei jungen Frauen oft mit schmerzhaft spannenden Brüsten, Unterleibskrämpfen, Rückenschmerzen, Übelkeit und Verdauungsproblemen verbunden. Nicht selten klagen Frauen auch über zu starke, zu schwache oder sogar über unregelmäßige Regelblutungen. Es kann auch immer wieder zu psychischen Stimmungsschwankungen, die sich durch Aggressivität oder depressive Verstimmungen kennzeichnen, kommen. Auf natürlichem Wege lassen sich nach Abklärung der Ursache durch einen Arzt viele dieser Zyklusprobleme behandeln.

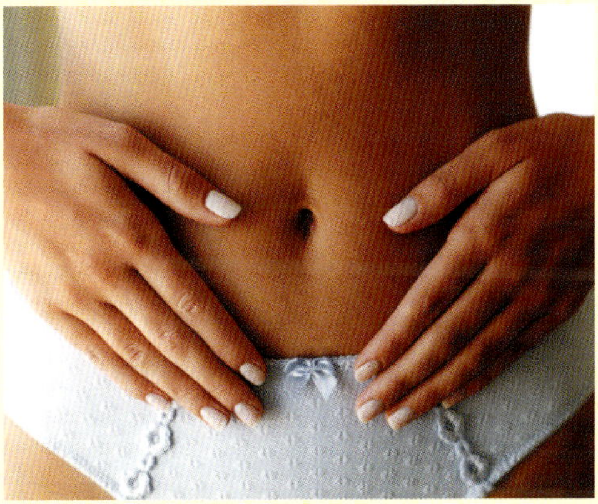

Heilung durch Berührung: Gebärmutter, Eileiter

Die Gebärmutterzone wird mit dem Mittelfinger der Arbeitshand massiert. Die Zone liegt genau auf dem Handgelenk unter dem Daumen. Am einfachsten findet man diesen Punkt, indem man die zu massierende Hand so mit dem Handrücken in die freie Hand legt, dass die Kuppe des Mittelfingers automatisch das Handgelenk ein wenig umfasst.

Wenn die zu massierende Hand im Anschluss einfach in der freien Hand umgedreht wird, so dass der Handrücken nach oben zeigt, kommt der Mittelfinger automatisch an der Außenseite des Handgelenks an. Dort werden die Eierstöcke stimuliert.

Daran schließt sich die Stimulierung der Eileiter an. Statt nur mit dem Mittelfinger wird nun mit allen vier Fingern einmal vollständig um das gesamte Handgelenk massiert, da die Reflexzone der Eileiter das Handgelenk wie ein Armband umschließt.

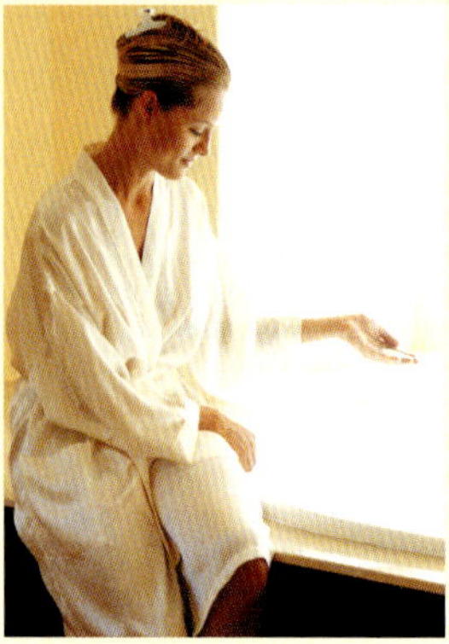

Entspannung, Bäder und Tees helfen auch bei Menstruationsbeschwerden.

Ausbleibende Periode

Salbeitee

1 TL Salbeiblätter zerkleinern und mit 1 Tasse kochendem Wasser übergießen und bis zu 30 Minuten ziehen lassen, anschließend abseihen. 3-mal täglich 1 Tasse trinken.

Heisses Vollbad

Das Wasser sollte eine Temperatur von 35-38 °C haben. Badezusätze können nach individuellen Vorlieben verwendet werden. Wichtig ist, dass Sie bis zum Hals in das Wasser eintauchen und eine Badezeit von 20 Minuten nicht überschreiten. Versuchen Sie dabei Körper und Seele bewusst zu entspannen.
Danach wird kalt geduscht – zuerst die Beine, wobei mit dem rechten Bein von unten begonnen wird. Anschließend die Arme, wobei auch hier mit dem rechten Arm am Handgelenk begonnen wird. Am Schluss duschen Sie kurz Bauch und die untere Rückenpartie ab. Danach gut eincremen oder einölen und warm zugedeckt ins Bett legen.

Schmerzhafte Periode

Schafgarbetee

2 TL des Krauts mit 1 Tasse kochendem Wasser übergießen und 10 Minuten ziehen lassen. Dann abseihen. Mehrmals täglich eine Tasse trinken.

Heisses Vollbad mit Schafgarbe

100 g Schafgarbenkraut mit 1/2 Liter kochendem Wasser übergießen, 10 Minuten ziehen lassen und dem Badewasser (36-38 °C) zugeben. Maximal 15 Minuten bis zum Hals eintauchen. Anschließend Beine, Arme, Bauch und den unteren Rückenbereich kalt duschen. Danach gut eingecremt mindestens eine halbe Stunde zugedeckt hinlegen.

Kamillenauflage

3 EL Kamillenblüten mit 1 Liter kochendem Wasser aufgießen und 10 Minuten auf einer heißen Platte ziehen lassen. Danach abseihen und über ein Baumwolltuch gießen.
Sobald das Baumwolltuch nicht mehr zu heiß ist, auf den Unterbauch legen. Mit einem angewärmten Tuch abdecken und bei Bedarf noch ein heißes Kirschsteinsäckchen auflegen. Abnehmen, wenn die Auflage abgekühlt ist.

Zu schwache Periode

Thymiantee

1 TL Thymiankraut mit 1 Tasse kochendem Wasser übergießen und 5 Minuten ziehen lassen. Mehrmals täglich eine Tasse zubereiten und trinken.

Thymianbad

2 Hand voll frisches oder getrocknetes Thymiankraut mit 1/2 Liter kochendem Wasser übergießen und 10 Minuten ziehen lassen. Dann dem ca. 37 °C warmen Badewasser zugeben und maximal 30 Minuten bis zum Hals eintauchen. Beine, Arme, Bauch und untere Rückenpartie kalt duschen, eincremen und mindestens eine Stunde warm zugedeckt hinlegen.

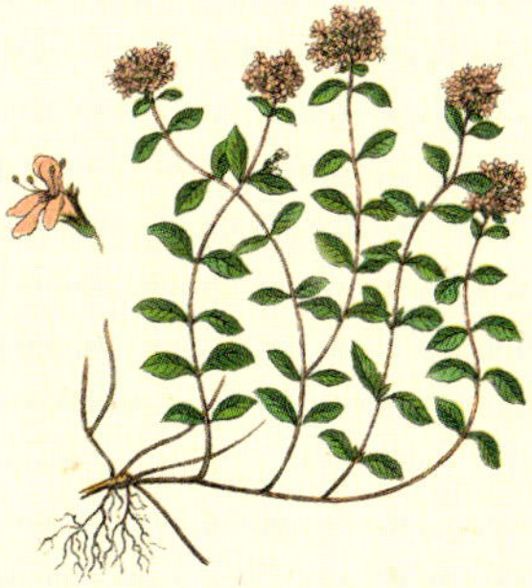

Zu starke Periode

Johanniskrauttee

1 TL Johanniskraut mit 1 Tasse kochendem Wasser übergießen und 2 Minuten ziehen lassen. Täglich 2 Tassen mit Honig gesüßt trinken.

Apfelessig

2 TL in 1 Glas Wasser geben, mit Honig süßen, gut mischen und 2-mal täglich ein Glas trinken.

Brustbeschwerden

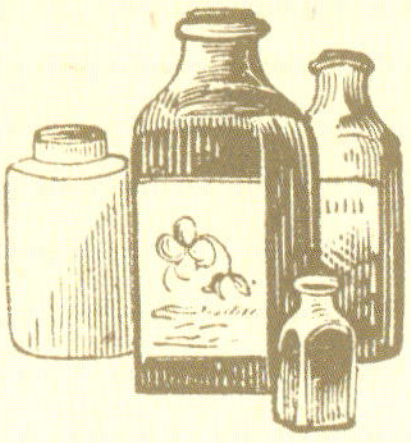

Das Hormongeschehen hat einen großen Einfluss auf die Brust. Kurz vor der Regelblutung klagen viele Frauen über ziehende Schmerzen und Spannungen in den Brüsten. Bei stillenden Müttern werden Brustdrüsen und Brustwarzen stark beansprucht. Beschwerden sollten Sie grundsätzlich mit dem Arzt abklären. Daneben lindern und heilen auch Auflagen und Wickel.

Lavendelöl wirkt entzündungshemmend. Bei einer kalten Anwendung mit einer Auflage erzielt man auch eine schmerzlindernde Wirkung.

Lavendelauflage

6 Tropfen ätherisches Lavendelöl und 4 Tropfen Rosenöl mit 100 ml Mandelöl mischen. Die entzündete Brust mit der Mischung einreiben. Ein frisches und heiß gebügeltes Baumwolltuch in kaltes Wasser legen und gut auswringen. Dann die kalte Auflage auf die Brüste legen.

Quarkauflage

Für eine Quarkauflage auf der Brust ist es wichtig, zwei heiß gebügelte Baumwolltücher zu verwenden. Auch die Hände sollten gereinigt sein. Außerdem werden zwei sterile Tupfer aus der Apotheke vor dem Anlegen der Quarkauflage auf die Brustwarzen gelegt. Der zimmerwarme Quark selbst wird fingerdick auf die Baumwolltücher gestrichen. Die Ränder werden etwas umschlagen und mit der glatten Seite auf die Brüste gelegt.
Mit einem Büstenhalter oder einem Tuch, das um den Brustkorb gewickelt wird, kann der Auflage Halt gegeben werden.

Lehmwickel

Lehmpulver mit Wasser zu einem dünnen Brei verrühren und ein Baumwolltuch darin tränken und auswringen. Die Brustwarzen mit einem sterilen Tupfer abdecken. Das getränkte Tuch darüber legen und den Oberkörper mit einem Tuch einwickeln. Den Wickel erneuern, sobald er sich erwärmt.

KAPITEL 4

Die Haut – unser größtes Sinnesorgan

Über die Haut fühlen wir Berührungen, Temperatur, Schmerz. Doch auch bei der Entschlackung des Körpers spielt die Haut eine wichtige Rolle – und sie möchte sorgsam gepflegt werden.

Unser Schutzorgan – vielfältigen Belastungen ausgesetzt

Die Haut ist nicht nur das größte Sinnesorgan des Menschen, sondern hat auch eine wichtige Funktion bei der Entgiftung und Entschlackung des Körpers. Schon bei einer Raumtemperatur von 18 °C ohne körperliche Bewegung verliert der Mensch 0,2 Liter Flüssigkeit am Tag. Kommen körperliche Anstrengung und höhere Temperaturen hinzu, fließt der Schweiß in Strömen. Schlackenstoffe werden ausgeschieden und die Körpertemperatur geregelt.

Doch die Haut ist auch täglichen Angriffen und Belastungen ausgesetzt, die vielfach mit natürlichen Heilmethoden behandelt werden können. Eine sorgsame Hautpflege ist außerdem Voraussetzung für ihre gesunde Funktion.

Speziell für Kinder

Homöopathische Hausmittel

Apis mellifica (Globuli): bei Abszessen, Schwellungen, Sonnenbrand, Entzündungen, Insektenstichen

Arnica (Globuli): bei stumpfen Verletzungen, Blutergüssen

Belladonna (Globuli): bei Abszessen und Entzündungen im Frühstadium

Cantharis (Globuli): bei Verbrennungen, Sonnenbrand

Dulcamara (Globuli): bei Milchschorf (Grind)

Hepar sulfuris (Globuli): bei Abszessen, Furunkeln und Entzündungen im fortgeschrittenen, eitrigen Zustand

Hypericum (Globuli): bei verletzten Nerven, Quetschungen

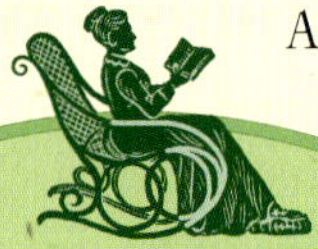

Großmutters Tipp:

Ein bewährtes Heilmittel für Erwachsene und Kinder bei nahezu allen Hautschädigungen ist Aloe-Vera-Gel. Es ist in Apotheken und Reformhäusern erhältlich.

Lachesis (Globuli): bei Entzündungen, Bissen, Verletzungen
Ruta (Globuli): bei Prellungen, Verstauchungen
Rhus toxicodendron (Globuli): bei Windpocken, Mumps, Hautkrankheiten
Sulfur (Globuli): bei Ekzemen, Windpocken, Wundsein, Neurodermitis

Sonnenbrand – unangenehm und nicht ungefährlich

Unser gängiges Schönheitsideal der braunen Haut führt oft zu stark geröteten Hautpartien, Schwellungen und Schmerzen bei Berührungen. Als Behandlung haben sich verschiedene Hausmittel bewährt. Achten Sie jedoch darauf, sich nie ungeschützt der intensiven Sonnenstrahlung auszusetzen und einen Sonnenbrand möglichst zu vermeiden. Dies gilt besonders für Kinder.

Quarkwickel

200 g gekühlter Speisequark wird fingerdick auf ein Leinentuch gegeben und auf die betroffene Hautstelle gelegt. Mit einem Baumwolltuch umwickeln. Nach dem Trocknen den Wickel erneuern. Zur Kühlung kann zusätzlich ein kaltes Kirschsteinsäckchen aufgelegt werden.

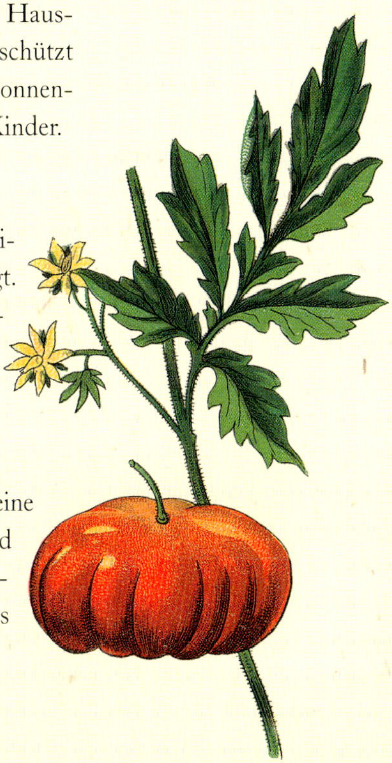

Einreibung mit Tomaten

Gut gegen den Schmerz und gegen Schwellungen wirkt eine Einreibung mit Tomaten. Diese sollten gut gekühlt und frisch aufgeschnitten sein. Wiederholen Sie die Anwendung so lange, bis die negativen Begleiterscheinungen eines zu langen Sonnenbades abgeklungen sind.

Verbrennungen kühlen

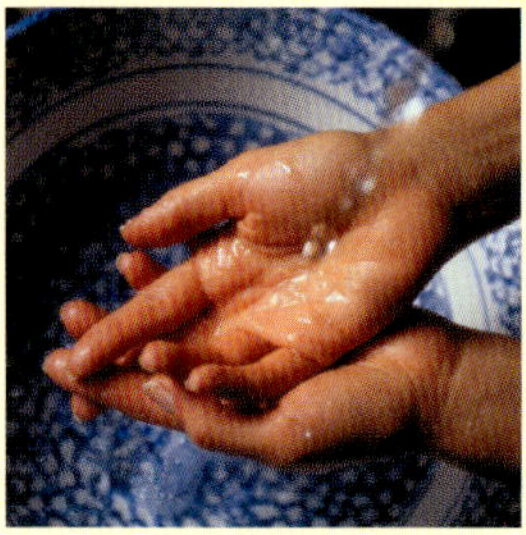

Erste Hilfe

Als Erste Hilfe bei einer Verbrennung wird die verbrannte Körperstelle sofort in kaltes Wasser getaucht. Erst wenn der Schmerz nachlässt, wird damit aufgehört.

Medizinisch gesehen sind Verbrennungen Hautentzündungen, die durch offene Flammen, heißes Wasser oder Sonne verursacht worden sind. Neben Rötungen und Schwellungen entwickeln sich oft auch Brandblasen, aus denen helle Gewebeflüssigkeit austritt. Großflächige Verbrennungen von mehr als fünf Prozent der Körperoberfläche müssen umgehend von einem Arzt behandelt werden. Bei schweren Verbrennungen besteht Schock- und damit Lebensgefahr!

Kalter Milchwickel

Ein Tuch in kalte Milch tauchen, leicht auswringen und auf die verbrühte oder verbrannte Hautstelle legen. Darauf ein kaltes Kirschsteinsäckchen legen. Sobald das Tuch trocknet, wird es erneuert.

Kartoffelauflage

Rohe Kartoffeln zu einem Brei zerdrücken und direkt auf die betroffene Körperregion geben. Ein kühles Tuch darüber legen. Darauf ein kaltes Kirschsteinsäckchen legen.

Honig

Ist die Erste Hilfe bei einer Verbrennung geleistet, ist zur Nachbehandlung Honig empfehlenswert. Er beschleunigt die Heilung und verhindert die Blasenbildung. Dazu einfach etwas Honig auf die Hautstelle streichen.

Lavendel

Zur Nachbehandlung einer Verbrennung eignet sich auch Lavendel. Das ätherische Öl kann pur auf die zuvor behandelte Stelle aufgetragen werden.

Hautabschürfungen – rasch abgeheilt

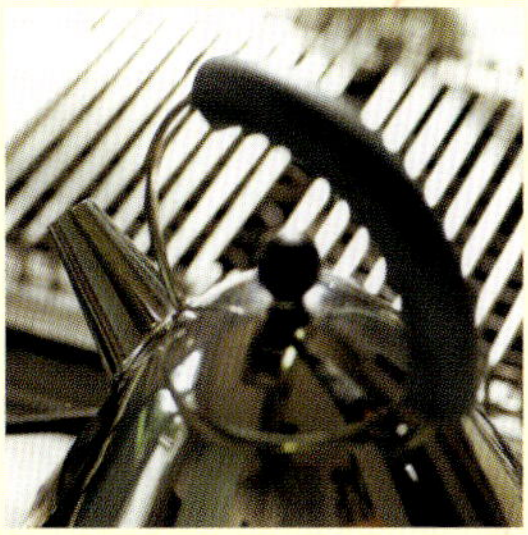

Hautabschürfungen zieht man sich im Alltag immer wieder einmal zu. Auch Kinder sind davon häufig betroffen. Achten Sie jeweils darauf, ob die Wunde verschmutzt ist, und reinigen Sie sie gegebenenfalls mit klarem Wasser. Danach bieten sich verschiedene Hausmittel zur Behandlung an.

ACHTUNG: BLUTUNG

1 TL getrocknetes und zerkleinertes Zinnkraut mit $^1/_2$ Liter kochendem Wasser übergießen. Kurz ziehen lassen, abkühlen und die Wunde damit auswaschen.

LAUWARME AUFLAGE MIT JOHANNISKRAUTÖL

Ein leicht angewärmtes Baumwolltuch mit Johanniskrautöl beträufeln und auf die wunde Stelle legen. Mit einem zweiten Tuch abdecken oder umwickeln. Mehrere Stunden einwirken lassen.

KAMILLENBÄDER

1 EL Kamillenblüten mit 1 Tasse heißem – aber nicht kochendem Wasser – übergießen. Etwas abkühlen lassen und die betroffene Körperstelle darin baden.

RINGELBLUMENSALBE

Die Ringelblüten mit Stängel drei Tage lang an einem sonnigen Platz trocknen. Dann klein hacken. 250 g Schweineschmalz zum Sieden bringen und die gehackten Ringelblumen beifügen und gut verrühren. Bei schwacher Hitze den Wasseranteil verdampfen lassen. Abgedeckt drei Tage stehen lassen. Dann langsam erwärmen, bis das Fett flüssig ist. Durch ein sauberes, feines Tuch abseihen und in ein verschließbares Gefäß geben.

Die Salbe zur Behandlung ca. 2-3 mm dick auf ein Leinentuch auftragen und dieses um die verletzte Stelle binden.

Zur Unterstützung der Wundheilung eignet sich auch Ringelblumentinktur (aus der Apotheke) von der mehrmals täglich 20-30 Tropfen – mit etwas Wasser verdünnt – auf die Wunde getupft werden.

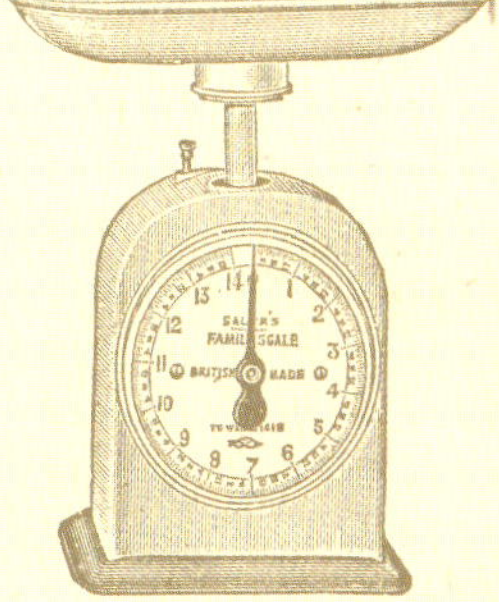

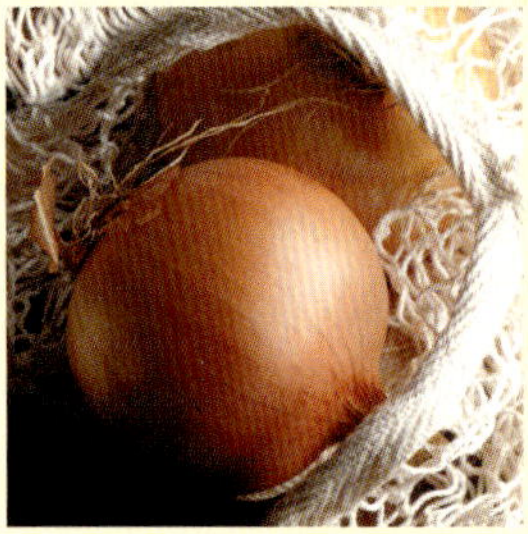

Achtung: Splitter

Um einen Splitter mühelos aus einer Wunde zu entfernen, legt man eine frisch geschnittene Zwiebel auf die betroffene Stelle und bindet sie 2-3 Stunden mit einer Mullbinde fest.

Rohe Kartoffeln

2-3 rohe Kartoffeln zu einem Brei zerdrücken und mit etwas Milch verrühren. Auf ein sauberes Leinentuch streichen und auf die Wunde legen. Ein trockenes Tuch darüber legen. Vor dem Austrocknen die Auflage entfernen.

Honig

Guter Bienenhonig wird fingerdick auf eine Mullbinde gestrichen und direkt auf die Wunde gelegt. Der Verband muss täglich gewechselt werden.

Akne und Ekzeme

Viele Menschen, nicht nur Jugendliche, leiden an Akne und sind dadurch oft auch seelisch stark belastet. Ekzeme wiederum scheinen sich zur wahren Volkskrankheit zu entwickeln, von der manchmal schon Babys betroffen sind. Die Ursachen sind vielfältig, auch Allergien können dahinter stecken. Bei diesen meist chronisch auftretenden Hauterkrankungen sind die Poren der Haut durch eine überhöhte Talgproduktion verstopft. Es entstehen Mitesser, Pickel und Pusteln. Auch beruflicher und privater Stress und Anspannungen verstärken die Ausprägung und die Entstehung. Akne ist überwiegend hormonell bedingt. Dennoch kann auch gegen Akne einiges getan werden.

Heilerde-Maske

3 Esslöffel Heilerde (aus der Apotheke oder dem Reformhaus) mit warmem Wasser zu einem dicken Brei verrühren und auf das Gesicht auftragen. Dabei die Augen großzügig aussparen. Nach 20 Minuten gründlich abwaschen.

Hafer-Essig-Auflage

Essig klärt die Haut und Hafer beruhigt sie. Für die Auflage werden 2 EL Hafermehl und 1 EL Apfelessig zu einer dickflüssigen Paste verrührt und auf das Gesicht aufgetragen. Die Augen dabei großzügig aussparen. Nach 10 Minuten mit warmem Wasser gründlich abwaschen.

Kamillenkompresse und Dampfbad

1 TL Kamillenblüten mit 1 Tasse heißem Wasser übergießen. Einige Minuten ziehen lassen, ein dünnes Leinentuch darin tränken und auflegen. Mehrmals täglich wiederholen.

Empfehlenswert ist auch ein Kamillendampfbad. Dazu wird das heiße Wasser in eine Schüssel gegeben und der Tee darin zubereitet. Das Gesicht wird über den Dampf gehalten. Auch diese Anwendung sollte mehrmals täglich durchgeführt werden.

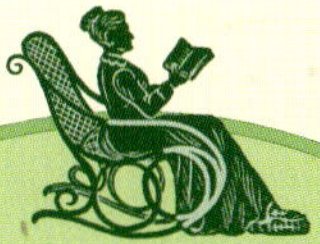

Großmutters Tipp:

Insektenstiche sind lästig und verleiten zum Kratzen. Doch auch hier gibt es sanfte Abhilfe. Die Haut um den Stich wird zunächst gründlich mit einer aufgeschnittenen Zwiebel eingerieben. Anschließend wird ein kaltes Kirschsteinsäckchen aufgelegt.

Abszesse, Furunkel, Warzen und Hühneraugen

Wenn sich die Haut an einer Stelle entzündet und es in der Folge zur Ansammlung von Eiter kommt, entsteht häufig ein Furunkel, eine tief ins Gewebe reichende schmerzhafte Pustel. Wärme beschleunigt den Entzündungsprozess, der Furunkel wird dadurch schneller reif und platzt auf. In Kamillentee getränkte heiße Auflagen unterstützen diesen Prozess. Anschließend wird die Wunde immer wieder mit Teebaumöl betupft, bis sie abheilt.

Bei Warzen handelt es sich in der Regel um gutartige Hautveränderungen, die durch Krankheitserreger wie Viren hervorgerufen werden. Betroffen sind meist Kinder, Jugendliche und junge Erwachsene. Meist treten die Warzen an Füßen und Händen auf. Diese Warzen sind stecknadelkopfgroß und von graubrauner Färbung.

Unscheinbarer sind die Flachwarzen, die überwiegend an Kinn, Wangen und Hals auftreten und über Hautkontakt übertragen werden. Sie sind gelbbräunlich und können jucken.

Dellwarzen werden von einer Art Pockenvirus übertragen. Sie sind weißlich, von perlenartiger Form und lassen sich durch Schmierinfektion auch über Handtücher übertragen. Häufig treten sie in kleinen Epidemien auf.

Bewährte Mittel gegen Warzen sind RIZINUSÖL UND LAVENDELÖL. Die Warzen mehrmals täglich im Wechsel damit einreiben. Nach einigen Tagen zeigt sich die Wirkung.

Auch eine SALZ-ESSIG-MISCHUNG zeigt häufig Wirkung. Dazu 1 EL Salz und 1 EL Essig mischen und 3-mal täglich die Warzen damit betupfen. Auch hier muss die Behandlung über mehrere Tage hinweg durchgeführt werden. Eine ausgewogene Ernährung und gesunde Lebensweise unterstützen die Behandlung.

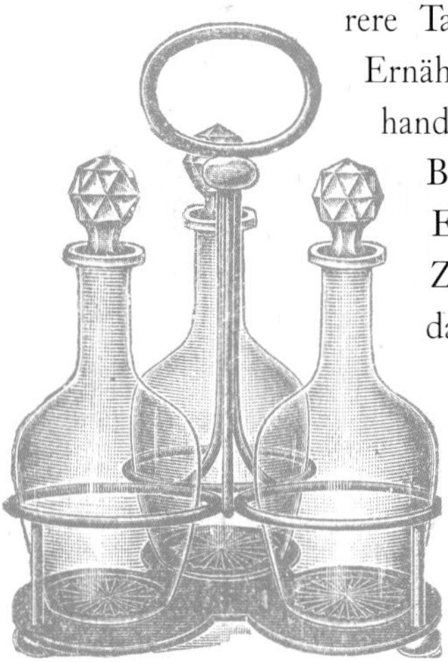

Bei Hühneraugen versprechen ZWIEBELN sichere Abhilfe. Eine Woche lang wird jede Nacht zum Schlafen ein Stück Zwiebel mit Salz bestreut und mit einer Mullbinde auf das Hühnerauge gebunden. Nach einigen Tagen fällt es ab.

Auch ESSIGBROT hat sich zur Behandlung bewährt: Morgens eine Scheibe Weißbrot in Essig einlegen. Abends den Brot-Essig-Brei auf das Hühnerauge auftragen und mit Mullbinde umwickeln. Mehrere Nächte wiederholen. Nach ein paar Tagen ist das Hühnerauge weich und lässt sich leicht abschälen.

KAPITEL 5

Herz, Kreislauf und Venen: der Motor unseres Körpers

Das Kreislaufsystem bildet gleichsam das Herzstück unseres Körpers – hoch sensibel und störungsanfällig. Bei vielerlei, oft nervös bedingten Beschwerden bringen Naturheilmittel wirksame Besserung.

Herzbeschwerden – ein ernstes Problem

Zu den Beschwerden von Herz und Kreislauf gehören viele ernst zu nehmende Krankheiten wie Arteriosklerose, Angina pectoris, Herzinsuffizienz (Herzschwäche), Bluthochdruck. Hier sind unbedingt eine ärztliche Diagnose und Betreuung erforderlich. Auflagen, Wickel und Heilpflanzenanwendungen bieten eine vorbeugende und begleitende Therapie. Nervöse Beschwerden, harmlose Durchblutungsstörungen und Krampfadern lassen sich aber wirkungsvoll lindern, weil Herz und Kreislauf sensibel auf Temperaturveränderungen reagieren. Starke Hitze lässt, bei einer großflächigen Behandlung auf dem Körper, den Blutdruck steigen, und das Herz muss mehr arbeiten. Kleinere Anwendungen helfen schwachen Herzen und werden auch von älteren Menschen in der Regel gut vertragen. Bei hohem Blutdruck sollten weder heiße noch kalte Wickel aufgelegt werden, sondern nur körperwarme Anwendungen vorgenommen werden.

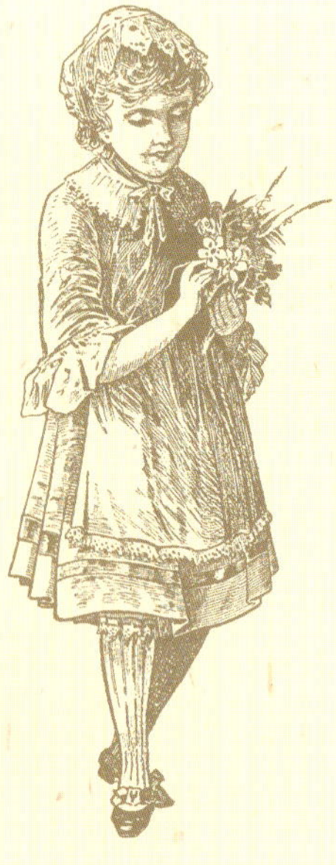

Heilung durch Berührung: Herz, Kreislauf, Brustraum, Lunge

Herz und Kreislauf werden gemeinsam mit dem gesamten Brustraum und der Lunge stimuliert. Mit raupenartigen Bewegungen und mittelstarkem Druck wird dabei das obere Drittel der Handinnenfläche unterhalb vom Zeigefinger bis zum Ringfinger in waagerechten Linien massiert. Dabei muss mehrfach leicht versetzt vorgegangen werden. Die gleiche Region wird im Anschluss auf dem Handrücken mit der gleichen Technik stimuliert.

Nervöses Herz

Bei nervösen Herzbeschwerden helfen kalte Auflagen, die einen beruhigenden Effekt haben.

Arnikatinktur

1 Liter kaltes Wasser mit Arnikatinktur (aus der Apotheke) im Verhältnis 1:10 mischen, ein Tuch tränken, auswringen und auflegen. Anschließend ein trockenes Tuch darüber legen. Nach dem Erwärmen des Tuchs die Auflage entfernen.

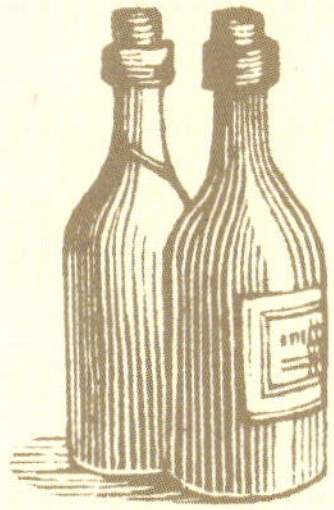

Für unterwegs: 4-5 Tropfen Arnikatinktur pur auf ein feuchtes Taschentuch geben und auf die Herzgegend legen. Bei schweren nervösen Belastungen kann eine solche Auflage auch über Nacht einwirken.

Kreislaufstörungen

Kreislaufstörungen zeigen sich durch Wadenschmerzen beim Gehen und durch kalte Hände. Neben regelmäßiger sportlicher Betätigung und fettarmer Ernährung hilft auch eine Kaltwasser-Behandlung.

Wassertreten

Kaltes Wasser wird wadenhoch in eine rutschfeste Badewanne gelassen. Wichtig ist, dass die Füße vor Beginn des Wassertretens warm sind. Zwischen zwei und vier Minuten durch das Wasser waten. Bei jedem Schritt muss darauf geachtet werden, dass der Fuß vollständig aus dem Wasser auftaucht, damit Luft um ihn zirkuliert.

Nachdem die Füße gut abgetrocknet sind, werden vorgewärmte Strümpfe angezogen.

Niedriger Blutdruck

Er äußert sich in kalten Händen und Füßen und in Müdigkeit und Konzentrationsschwäche. Bei Blutdruckabfall im Stehen kommt es zu Herzrasen und Schwindelgefühl. Ein niedriger Blutdruck stellt an sich keine Gefahr dar, sondern mindert lediglich das Wohlbefinden. Er kann aber wirkungsvoll behandelt werden.

Weissdornblüten-Aufguss

1 TL getrocknete Weißdornblüten mit 1 Tasse kochendem Wasser übergießen und 10 Minuten ziehen lassen. Täglich 3 Tassen trinken.

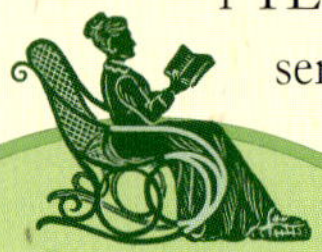

Großmutters Tipp:

Nicht nur bei niedrigem Blutdruck, sondern auch zur Stärkung des Immunsystems sind Wechselduschen wärmstens zu empfehlen. Dabei wird zunächst eine Minute heiß geduscht. Dann 5 Sekunden kalt duschen. Vom rechten Fuß aufwärts bis zum Po duschen. Dann das linke Bein duschen. Nun den linken Arm und den rechten Arm, anschließend Brust, Bauch und Rücken duschen.

Senfmehl-Fußbad

2 Hand voll Senfmehl in eine große Schüssel geben und mit warmem Wasser auffüllen. Die Füße darin bis zu 15 Minuten baden.

Bluthochdruck

Ein dauerhaft erhöhter Blutdruck muss unbedingt vom Arzt behandelt werden, da die Blutgefäße permanent überbeansprucht werden. Auf Dauer kommt es zu Veränderungen an Arterien und Venen. Die Gefahr eines Herzinfarkts oder Schlaganfalls ist deutlich erhöht.

Knoblauch

Der tägliche Verzehr von 1-2 Zehen Knoblauch senkt den Blutdruck nachweislich.

Zitrone

Zitrone sollte dem Essen so oft wie möglich beigemischt werden.

Bärlauchkraut

Über den Tag verteilt 1 EL fein gehacktes Bärlauchkraut essen.

Krampfadern

Krampfadern sehen nicht nur unschön aus, sondern sind auch

Ursache für schwere und schmerzende Beine. Vor allem im Sommer bei großer Hitze kommt es zu Beschwerden. Verschiedene Naturprodukte haben hier jedoch kühlende und schmerzstillende Wirkung, z. B. kalte Auflagen und Wickel mit Lehm.

Lehm ist ein Gemisch aus verschiedenen Mineralien, das durch die Verwitterung von Gestein entsteht. Der Lehm entzieht dem Körper Flüssigkeit und Hitze, wodurch er auf sehr angenehme Weise kühlt. Man kann ihn als Heilerde in Apotheken, Reformhäusern und Naturkostläden kaufen.

Kalte Lehmauflage

Das Lehmpulver mit Wasser und einem Schuss Obstessig anrühren. Den dickflüssigen Brei etwa fingerdick auf ein dünnes Tuch auftragen. Die Auflage auf die schmerzende Stelle legen und mit einem Baumwolltuch abdecken.

Quark

Quark hat ebenso wie Lehm einen kühlenden und damit schmerzlindernden Effekt bei Krampfadern. Je feuchter er ist, umso länger hält die kühlende Wirkung an. Deshalb kann man dem Quark auch etwas kalte Buttermilch zufügen.
Ein dünnes Tuch 1-2 Zentimeter dick mit Quark bestreichen und auf die betroffene Stelle legen. Ein weiteres, feuchtkaltes Tuch darum wickeln.

Kohl

Kohl ist schmerzlindernd und hemmt Entzündungsherde. Er darf jedoch nicht auf offene Wunden gelegt werden. Die Blätter, am besten von Weißkohl oder Wirsing, müssen frisch sein. Schneiden Sie die dunkelgrünen, saftigen Kohlblätter ab, waschen Sie sie und entfernen Sie die besonders starken Mittelrippen am oberen Ansatz.
Auf einem Blech auslegen und mit einer Glasflasche so lange walzen, bis der kräftig riechende Saft austritt.
Die Blätter dachziegelartig auf die betroffenen Stellen legen. Mit einem Tuch umwickeln und festbinden. Mindestens eine Stunde einwirken lassen.

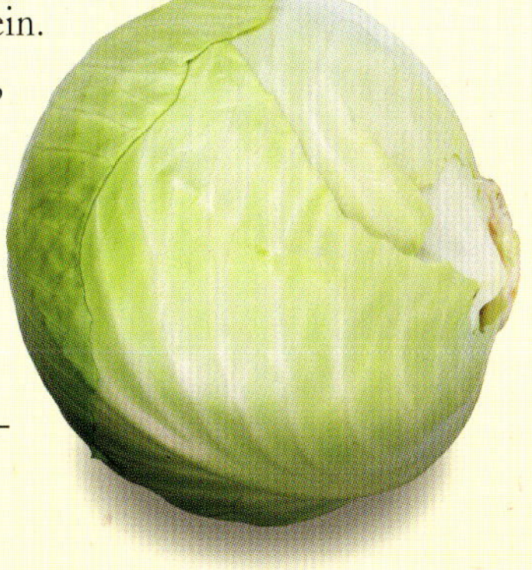

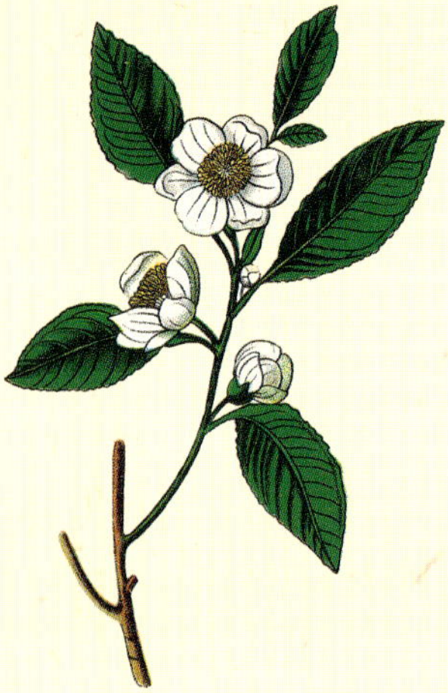

Einreibungen

Eine wirkungsvolle Maßnahme ist auch das Einreiben mit Rosskastanienauszügen, verdünntem Apfelessig und Arnikatinktur im Verhältnis 1:10 mit Wasser gemischt.

Ätherische Öle

Je 10 Tropfen Lavendel-, Wacholder- und Grapefruitöl in 100 ml Jojobaöl mischen und sanft auf die Haut massieren.

Teebaumöl-Auflage

Ein Tuch in kaltem Wasser tränken und auswringen. 10 Tropfen Teebaumöl darauf geben und direkt auf die schmerzende Krampfader legen. Mit einem trockenen Tuch umwickeln.

Krampfadern und Venenentzündungen

Venenentzündungen und Krampfadern können auch mit einem kalten Wasserstrahl behandelt werden. Dieser wird vom rechten kleinen Zeh an der Außenseite des Beins hoch bis über das Knie geführt. Von dort wird der Wasserstrahl über die Innenseite des Beins wieder nach unten geführt. Dann den Guss am linken Bein durchführen. Der Guss kann mehrmals wiederholt werden. Danach werden die abgetrockneten Füße in Strümpfe verpackt.

Schenkelguss bei Stauungen in den Beinen

Wie beim Knieguss wird der kalte Wasserstrahl vom rechten kleinen Zeh über das Außenbein geführt, dieses Mal aber bis hoch zur Hüfte (aber keinesfalls über die Blase). Von dort den Wasserstrahl 10 Sekunden über das Bein fließen lassen. Dann den Strahl abwärts über die Rückseite des Beins bis hinunter zu den Fersen führen. Den Vorgang anschließend am linken Bein durchführen. Der Schenkelguss wird beendet, indem man die rechte und linke Fußsohle mit dem kalten Wasserstrahl abspült.

KAPITEL 6

Den Bewegungsapparat entlasten

Rückenschmerzen beim Sitzen, Verspannungen, Probleme mit den Kniegelenken und anderes mehr erleben die meisten von uns irgendwann einmal. Durch bewusste Bewegungsabläufe und naturheilkundliche Maßnahmen können viele dieser Beschwerden gelindert werden.

Gelenke und Muskeln

Verspannungen, unbewegliche Gelenke, Hexenschuss oder allgemeine Rückenschmerzen entstehen oft durch fehlerhafte Körperhaltung und belastende Bewegungsabläufe. Im Laufe der Zeit kommt es zu Entzündungen und Schmerzen. Weitere Ursachen sind häufig auch falsche Ernährung, Übergewicht, Stoffwechselprozesse, verschiedene Krankheitsherde und Unfälle.
Mit zunehmendem Alter werden die Gelenke oft von Arthrose befallen, vor allem die Knie- und Hüftgelenke. Dort haben die Gelenke unbemerkt einige Zeit aneinander gerieben, bis dann der Schmerz plötzlich auftritt und die Gelenke anschwellen. In diesem Fall ist eine Wärmebehandlung der falsche Weg, denn die plötzlich auftretenden Schmerzen sind die Folge einer genau in diesem Moment verstärkten Durchblutung der betroffenen Gelenke. Wärme würde die Durchblutung noch weiter anregen und die Schmerzen dadurch steigern. Kälte sorgt in diesem Fall dafür, dass sich die Blutgefäße zusammenziehen.
Arthrosen gehören zu den rheumatischen Beschwerden (siehe S. 67 f).
Gicht wird zwar medizinisch auch unter dem Sammelbegriff rheumatische Beschwerden gefasst, unterscheidet sich aber dadurch, dass sie eine erbliche Stoffwechselkrankheit ist. Zunächst kommt es zu einer Erhöhung des Harnsäurespiegels, die dann zu einer Ablagerung von Harnsäurekristallen in Gelenken, Organen und Geweben führt. Dies bleibt oft zunächst unbemerkt, so dass der erste Gichtschub meist völlig überraschend kommt.

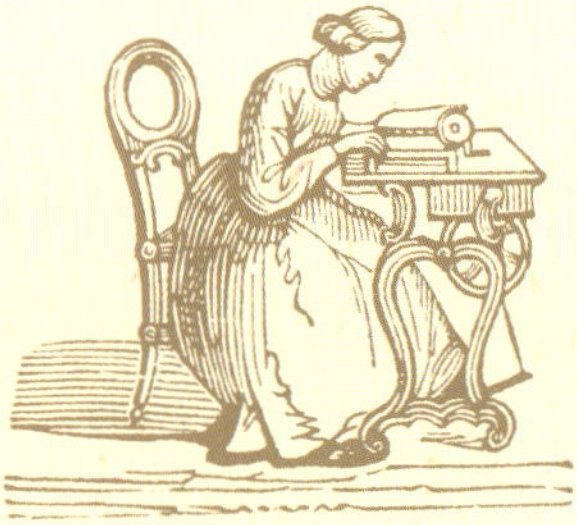

Heilung durch Berührung: Steißbein

Um die Steißbeinzone zu stimulieren, wird mit den vier Fingern der Arbeitshand fest gegen die knochige Rückseite des Daumenballens gedrückt.

Hüfte, Becken und Sitzbein

Die Reflexpunkte liegen auf dem Handrücken unterhalb des kleinen Fingers. Mit vier Fingern muss fest auf die ganze Außenseite der Hand gedrückt werden.

Wirbelsäule

Die Zone für die Wirbelsäule liegt an der gesamten Außenseite des Daumens. Massiert wird mit dem Daumen der Arbeitshand. Dabei bewegt sich der massierende Daumen wie eine Raupe außen vom Daumenballenansatz hoch zur Daumenspitze.

Schulter

Mit der Raupentechnik wird auch die Schulter über die Reflexzone an der Innenfläche des kleinen Fingers stimuliert. Dabei langsam und mit sanftem Druck von unten bis zur Fingerspitze vorgehen.

Knie und Ellenbogen

Unter dem großen Gelenk des kleinen Fingers an der Handaußenseite befindet sich der Reflexpunkt von Knie und Ellenbogen. Am besten findet man ihn, wenn man die Hände ineinander legt, so dass sie sich locker umfassen. Dann mit sanftem Druck dort, wo die Kuppe des Mittelfingers unterhalb des kleinen Fingergelenks liegt, kreisförmig massieren.

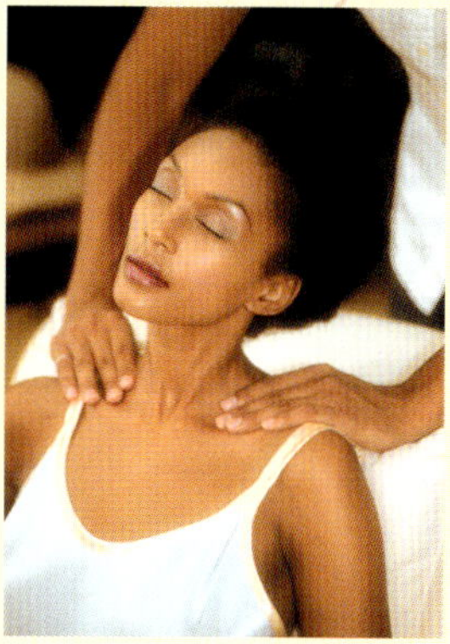

Eine Massage ist eine wahre Wohltat.

Allgemeine rheumatische Beschwerden

Medizinisch versteht man unter Rheuma entzündliche, degenerative sowie schmerzhafte Allgemeinerkrankungen, die vor allem die Gelenke, aber auch die Weichteile betreffen. Dazu gehören rheumatisches Fieber, die Polyarthritis, die Spondylarthritis sowie Arthrosen. Arthrosen gehören dabei zur degenerativen Art, also hervorgerufen durch einen Verschleiß der Gelenke.

Die Arthritis ist die entzündliche Form des Rheumas. Sie befällt Gelenke und tritt in Schüben auf und kann chronisch werden. Der Weichteilrheumatismus befällt Muskeln, Schleimbeutel, Sehnen und auch die Nerven – daher der Name Neuritis. Typisch für Rheuma sind morgendliche Steifheit der Gelenke, Schmerzen bei Bewegungen oder Druck, Gelenkschwellungen, schmerzende Knoten an den Gelenken und knorpelige Verformungen der Hände sowie witterungsbedingte Schmerzen.

Großmutters Tipp:

Rheumatische Beschwerden können allgemein mit einem kalten Armguss behandelt werden. Begonnen wird mit dem kleinen Finger der rechten Hand. Den kalten Wasserstrahl dann über den Handrücken, den Arm bis zu den Schultern führen. Nun 10 Sekunden das Wasser über den ganzen Arm fließen lassen. Anschließend wird die gleiche Prozedur am linken Arm durchgeführt. Achtung: Menschen mit zu hohem Blutdruck sollten den Armguss nicht durchführen.

Meerrettichwickel

Frisch geriebenen Meerrettich auf ein Leinentuch geben und das Gelenk bis zu 10 Minuten damit umwickeln. Danach die Haut gründlich mit Wasser abwaschen und einölen.

Salzwickel

2-3 gehäufte Esslöffel Salz in 1/2 Liter Wasser auflösen, ein Tuch darin tränken und auswringen. Auflegen und mit einem trockenen Tuch abdecken.

Arthritis

Angelikaöl

Bei der entzündlichen Rheumaform helfen auch Einreibungen der betroffenen Gelenke mit dem ätherischen Angelikaöl.

APFELESSIG-DRINK

6 TL Apfelessig in 1 Glas Wasser mit 2 TL Honig verrühren. Bis zu 3-mal täglich trinken.

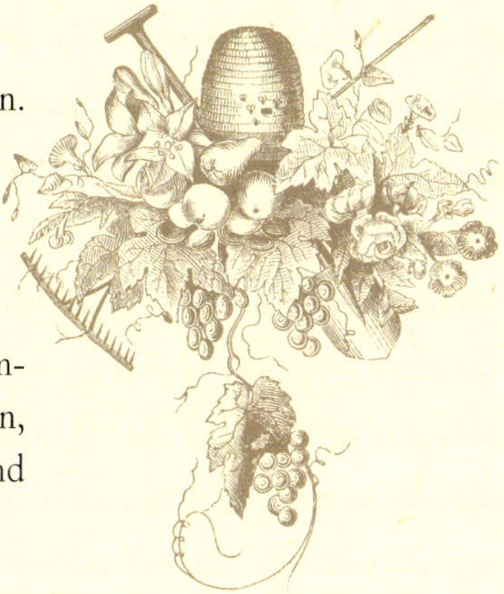

Arthrose

HONIGUMSCHLAG

Nur bei nicht entzündlichen Gelenkschmerzen kann ein Umschlag mit Honig helfen. 2 EL Honig im Wasserbad erwärmen, vor dem Schlafengehen auf die schmerzende Stelle reiben und mit einem Leinentuch abdecken.

GICHT

Bei einem akuten Gichtanfall muss individuell geprüft werden, ob Wärme oder Kälte hilft. Das befallene Gelenk wird zunächst hoch gelagert und kurzzeitig ein heißes oder eisgekühltes Kirschsteinsäckchen aufgelegt, um zu prüfen, ob Kälte oder Wärme die Beschwerden lindert. Entsprechend werden anschließend die Anwendungen vorgenommen.

WARMER BUCHECKERNÖL-UMSCHLAG

1/2 Liter Bucheckernöl in einem Topf erwärmen und ein Leinentuch darin tränken. Das Tuch um das betroffene Gelenk wickeln. Dann ein weiteres Tuch umschlagen. Das Öl bleibt lange warm und wirkt dadurch sehr intensiv und nachhaltig.

KALTER WICKEL

Bei entzündlichen Gelenkbeschwerden ist ein kalter Wickel sehr hilfreich. Ein Leinentuch in kaltes Wasser tauchen, auswringen und um das Gelenk legen. Ein trockenes Frotteehandtuch umwickeln. Spätestens nach 15 Minuten den Wickel erneuern. Mit einem Kirschkernkissen aus der Tiefkühltruhe kann die Kältewirkung verlängert werden.

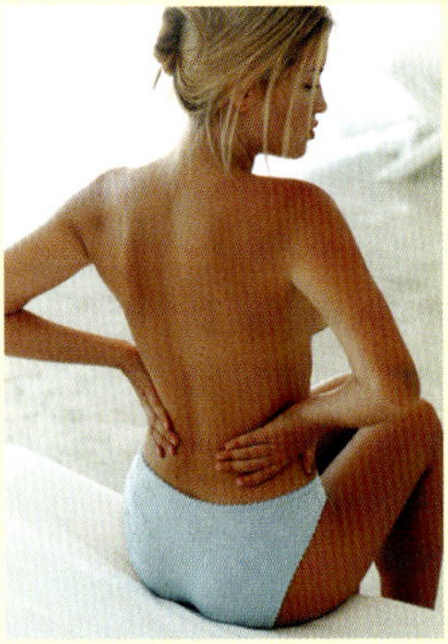

Von Rückenschmerzen werden auch schon junge Menschen geplagt.

Entlastung bei Rückenschmerzen

Jeder dritte Deutsche klagt über häufige Rückenschmerzen. Die meisten Rückenschmerzen entstehen durch Überlastung, zu wenig Bewegung und Verspannung. Die sitzende Lebensweise in Beruf und Freizeit wirkt sich auf den Rücken sehr nachteilig aus. Falsche Bewegungsabläufe verschlimmern das Problem zusätzlich.

Entspannungsfördernd ist Wärme durch Auflagen oder Kirschsteinsäckchen und Bäder.

Entspannungsöl

Die Entspannung durch Wärme kann durch das Einmassieren von Ölen direkt auf die betroffene Körperstelle verstärkt werden. 2 Tropfen Angelika- und 10 Tropfen Lavendelöl mit 50 ml Johanniskrautöl mischen und einmassieren. Dann ein angewärmtes Tuch umlegen. Ein heißes Kirschsteinsäckchen darauf legen.

Entspannungsbad

1 EL Honig, 10 Tropfen Lavendelöl und 2 Tropfen Wacholderöl dem 35-37 °C warmen Badewasser zufügen und 20 Minuten bis zum Hals eintauchen.

Nacken und Schultern

Muskelverspannungen an Nacken und Schultern sind ebenfalls sehr häufig und oft eine Folge von Schreibtischarbeit. Das Entspannungsbad hilft auch bei Verspannungen an Nacken und Schultern. Darüber hinaus bietet sich zur Entspannung eine heiße Schulterauflage an:

Je 10 Tropfen Arnika-, Rosmarin- und Lavendelöl in heißes Wasser geben. Ein Frotteetuch darin eintauchen und auswringen. Das Tuch über den Nacken bis zu den Schultern hinab auflegen.

Hexenschuss und Ischias

Wenn beim Hexenschuss der Schmerz ruckartig ins Kreuz fährt und die Lendenwirbel blockiert, ist Wärme die beste Soforthilfe. Denn sie kann die blitzartige Verspannung der unteren Rückenmuskulatur auflockern. Bei länger andauernder Verspannung wird die Durchblutung verringert, die Haut in diesem Bereich wird kalt und die Schmerzen können sich so steigern, dass man sich kaum noch bewegen kann. Bei Hexenschuss hilft feuchte Wärme oft noch besser als trockene Wärme.

Lendenwickel

10 Tropfen Lavendelöl, 10 Tropfen Kamillenöl und 5 Tropfen Rosmarinöl in heißes Wasser geben. Ein Frotteehandtuch darin eintauchen, auswringen und auf die betroffene Körperregion legen.

Als Ischias-Beschwerden werden Hüftschmerzen bezeichnet, die durch eine anfallweise auftretende Neuralgie im Ausbreitungsbereich des Hüftnervs ausgelöst werden. Dabei breiten sich die Schmerzen von den unteren beiden Bandscheiben her aus. Wenn diese sich verschieben, quetschen sie die Wurzel des Ischiasnervs, die sich dadurch entzündet. Die Schmerzen strahlen bis hinunter in die Beine aus, während beim Hexenschuss nur der Bereich der unteren Lendenwirbelsäule schmerzt.
Zur Bekämpfung des Schmerzes ist die Körperlagerung sehr wichtig. Man sollte möglichst auf einer harten Unterlage liegen und die Beine angewinkelt auf einen Hocker legen. Unter den Rücken kann noch ein feuchtwarmes Tuch gelegt werden.

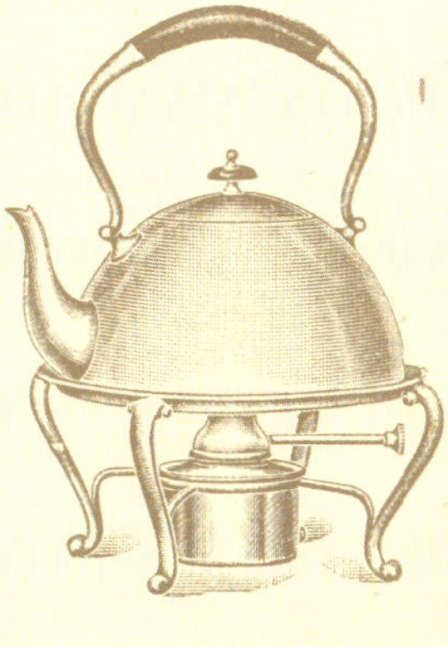

Ätherische Öle zur Massage

Je 5 Tropfen Angelika-, Wacholder- und Rosmarinöl mit 50 ml Johanniskrautöl mischen und in die betroffenen Stellen einmassieren.

Verletzungen wirksam behandeln

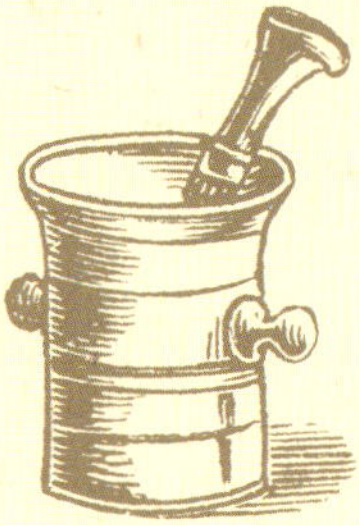

Muskelzerrungen

Bei Muskelzerrungen empfiehlt sich eine Kombination von Kälteanwendung und Auflagen, um eine Schwellung zu verhindern. Zunächst ein eiskaltes Kirschsteinsäckchen auf die betroffene Stelle auflegen und etwa 20 Minuten kühlen. Danach den Muskel mit Johanniskrautöl einreiben, hoch lagern und ruhig stellen.

Sehnenscheidenentzündung

Sie entsteht durch Überanstrengung und falsche Belastung. Ruhe ist deshalb oberstes Gebot. Zusätzlich wird ein eisgekühltes Kirschsteinsäckchen 20 Minuten lang aufgelegt. Später wird mit einem Kirschsteinsäckchen Wärme zugefügt.

Prellungen und Verstauchungen

Bei Schmerzen, Quetschungen und Schwellungen bietet ein eisgekühltes Kirschsteinsäckchen wirksame Hilfe.

Arnikatinktur-Auflage

Arnikatinktur (aus der Apotheke) im Verhältnis 1:10 mit kaltem Wasser verdünnen. Ein Baumwolltuch darin tränken und auf die betroffene Stelle legen. Ein trockenes Tuch darüber wickeln und ein eisgekühltes Kirschsteinsäckchen auflegen.

Meerrettich und Gurkenscheiben

Gerieben und in Scheiben mehrmals täglich auflegen.

Kalte Heilerde

3 EL Heilerde in kaltem Wasser zu einem Brei anrühren. Auf das betroffene Gelenk streichen und ein trockenes, gekühltes Baumwolltuch darum wickeln. Nach 30 Minuten erneuern.

KAPITEL 7

Balsam für Geist & Psyche

Wir wissen heute, wie wichtig unsere seelische Verfassung auch für unser körperliches Befinden ist. Von psychosomatischen Erkrankungen sind sehr viele Menschen betroffen. Hier hat Großmutters Medizin schon immer viel Gutes bewirkt.

Erschöpfung und Niedergeschlagenheit

Einen Zustand der depressiven Verstimmung kennt sicher jeder. Energielosigkeit, Müdigkeit und Verzweiflung rauben Lebensfreude und Tatendrang. Während schwere Depressionen und extreme Hoffnungslosigkeit eine ernsthafte Erkrankung sind, die fachärztlich betreut werden muss, gibt es gegen Erschöpfungssymptome und Niedergeschlagenheit wirkungsvolle sanfte Rezepte und Methoden.

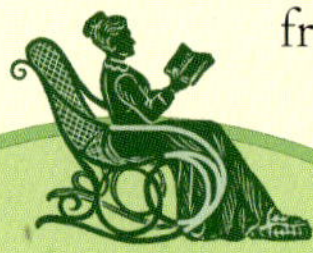

Großmutters Tipp:

Anspannung, Stress und Kummer führen bei Kindern häufig auch zu Appetitlosigkeit. Hier helfen saure Gurken. Zwischen den Mahlzeiten gegessen, regen sie den Appetit an. Lenken Sie die durch die bessere Nahrungsaufnahme neu erwachten Kräfte dann in entspannende Aktivitäten.

Speziell für Kinder

Homöopathische Hausmittel

Aconitum (Globuli): bei Angst, Erregung, Schlafstörungen

Arnica (Globuli): bei Schock, Erschöpfung

Belladonna (Globuli): bei Kopfschmerzen

Chamomilla (Globoli): ein Kinderschlafmittel

Lycopodium: bei Appetitlosigkeit, Schwäche

Nux vomica (Globuli): bei Nervosität

Heilung durch Berührung

Die heilende Wirkung der Reflexzonen-Massage hilft auch die innere Balance herzustellen. Auch ein kleines Formtief kann durch die Stimulation der Zone für Wirbelsäule und Gehirn positiv beeinflusst werden. Dazu wird der Daumen der Arbeitshand in der Mitte der Innenseite des Handgelenks angesetzt. Von dort gleitet er mit Druck in raupenartigen Bewegungen die gesamte Außenseite des zu massierenden Daumens entlang. An der Daumenspitze angekommen, wird die Daumenkuppe unmittelbar unter dem Nagel für einige Zeit fest gedrückt. Danach die Hände wechseln.

Johanniskrauttinktur

Mehrmals pro Tag 10 Tropfen in 1 EL Wasser lösen und einnehmen. Johanniskrauttinktur ist in Apotheken erhältlich. Zur Selbstherstellung 200 g frisches Johanniskraut zerkleinern und mit 1 Liter 70-prozentigem Alkohol (Weinbrand, Kornbrand) in eine verschließbare Flasche geben. An einen kühlen, dunklen Ort stellen und täglich einmal kräftig schütteln. Nach 6 Wochen abseihen und den Saft aus den Kräutern durch ein Leinentuch pressen und wieder der Tinktur zufügen. Mindestens 3 Tage erneut kühl und dunkel lagern, bis sie sich gut abgesetzt hat. Durch einen Papierfilter seihen. Danach ist die Tinktur verwendbar.

Lavendelbad

250 g echten Lavendel mit 3 Liter kochendem Wasser übergießen und 10 Minuten ziehen lassen. Beim Abseihen die Pflanzenteile etwas ausdrücken. Den Sud ins Badewasser (bis 39 °C) geben. Bis zu 20 Minuten darin entspannen. Anschließend Beine und Arme von unten nach oben kalt duschen und schlafen gehen.

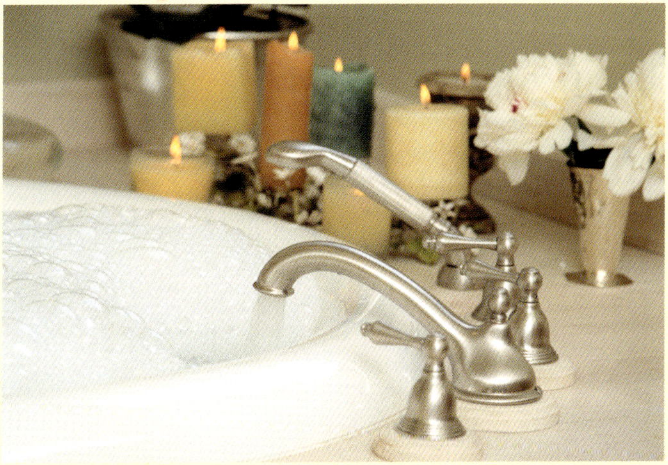

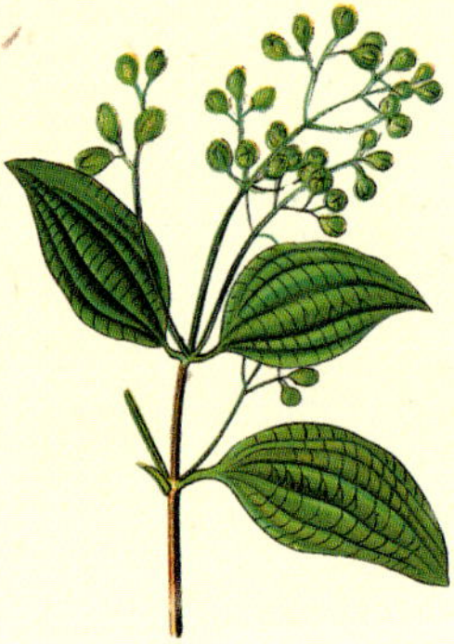

ZIMT

$^{1}/_{2}$ TL gemahlenen Zimt auf ein Stück Brot streuen und essen. Gründlich kauen, da der Zimt bereits in der Mundschleimhaut seine Wirkung entfaltet. Die stimmungsaufhellende Wirkung des Zimts kann auch in Gebäck entfaltet werden. Dazu 45 g Muskatnuss, 45 g Zimt und 10 g Gewürznelken pulverisieren und mit 1 kg feinem Dinkelmehl, 300 g Rohrzucker, 500 g Butter, 4 Eiern und 1 Prise Salz zu einem festen Teig verarbeiten. $^{1}/_{2}$ Stunde kalt stellen und zu Keksen formen. Bei 180 °C im Backofen 5-10 Minuten goldbraun backen.

Hilfe bei Nervosität und Angstzuständen

Anzeichen für Nervosität sind starke Erregbarkeit, Herzklopfen und Beklemmungsgefühle, Schlaflosigkeit, Schwindelgefühle und Spannungskopfschmerzen. Neben Zittern kommt es häufig auch zu Magenverstimmungen und zu Verdauungs- und Potenzstörungen. Weitere Symptome können kalte Füße, aber auch schweißnasse Hände sein. Hält die Nervosität über einen längeren Zeitraum an, können daraus Angstzustände und Panikattacken entstehen, die wie aus heiterem Himmel auftreten können. Gängige Symptome sind Schwächegefühl, Kurzatmigkeit, Übelkeit, Schweißausbrüche, Kälteschauer, ein beengtes Gefühl in der Brust, das sich bis zum Schmerz steigern kann. Kommt es zum ersten Mal zu einer Panikattacke, wird diese oft mit den Symptomen eines Herzinfarkts verwechselt. Neben der Abklärung der Ursachen für die Nervosität und die psychischen Belastungen hilft die richtige Atemtechnik in Verbindung mit der Reflexzonen-Massage.

Atemtechnik und Reflexzonen

Wird die nervöse Anspannung zu groß oder tritt sogar eine Panikattacke auf, muss man sich zunächst ganz auf die Atmung konzentrieren. Mehrmals hintereinander wird langsam tief ein- und ausgeatmet. Danach sollte die Atmung flacher, aber immer noch langsam durchgeführt werden. Über die verlangsamte Atmung werden auch der Herzschlag und damit das gesamte vegetative System beruhigt. Unterstützt werden kann die entspannende Wirkung durch eine Massage der Reflexzonen von Zwerchfell und Lunge. Die Behandlung lenkt von der Stress auslösenden Situation und den beängstigenden körperlichen Symptomen der Angstreaktion ab.

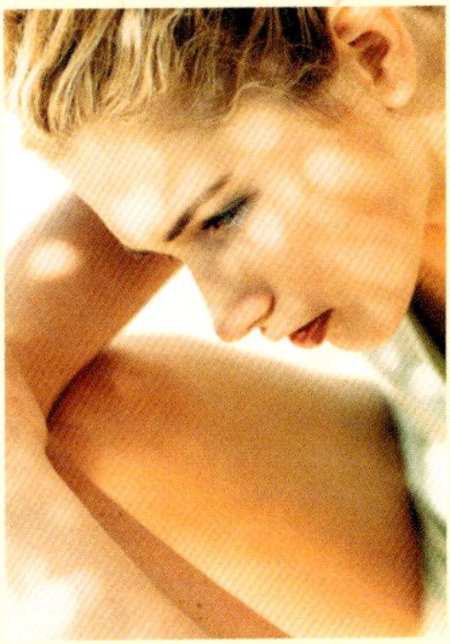

Innehalten und zur Ruhe finden – über bewusste Atmung gelingt dies oft leichter.

Beruhigung des Zwerchfells

Die zu massierende Hand wird zunächst locker eingeknickt. Der Daumen der Arbeitshand setzt nun in der Handinnenfläche unterhalb des kleinen Fingergelenks an und arbeitet sich in einer raupenartigen Bewegung mit Druck in einer waagerechten Linie vorwärts. Er durchwandert so die Gelenklinie aller Finger, bis er unter dem Zeigefingergelenk angekommen ist.

Stimulation der Lunge

Auf der Linie, auf der das Zwerchfell beruhigt wurde, setzt auch die Stimulation der Lunge an. Dabei arbeitet sich der Arbeitsdaumen raupenartig mit Druck nach oben bis zu den Ansätzen der Finger vor. Begonnen wird wieder unterhalb des kleinen Fingers. Sowohl die raupenartigen Bewegungen als auch das erneute Ansetzen des Arbeitsdaumens auf der Zwerchfelllinie sollten gleichmäßig und ruhig durchgeführt werden.

Im Anschluss daran werden die Reflexpunkte der Lunge am Handrücken massiert. Die zu massierende Hand wird locker geknickt. Der Daumen der Arbeitshand setzt auf dem unteren Gelenk des Zeigefingers an und arbeitet sich in raupenartiger Bewegung den Handrücken bis zur Mitte hinunter. Dann setzt der Arbeitsdaumen wieder auf Höhe der Fingergelenke an und arbeitet sich nach unten. Weiter so vorgehen bis zum kleinen Finger.

Großmutters Tipp:

Ätherische Öle wirken spannungslösend und helfen wunderbar bei nervösen Beschwerden. Versuchen Sie folgendes Heilmittel: 6 Tropfen Bergamotte-, 6 Tropfen Muskatellersalbei- sowie je 2 Tropfen Angelika- und Melissenöl mit ein wenig Creme mischen und die Schläfen damit massieren.

Hopfentee

1-2 Hopfenzapfen mit 1/2 Liter kochendem Wasser übergießen und 10 Minuten ziehen lassen. Abseihen und mit Honig gesüßt 3 Tassen täglich trinken.

Baldriantee

2 TL Baldrianwurzeln mit 1 Tasse heißem Wasser übergießen und mehrere Stunden ziehen lassen. 4 Wochen kurmäßig täglich 1 Tasse trinken.

Baldrian-Melissen-Tee

2 TL einer Mischung aus Baldrianwurzeln und Melissenblättern mit 1/2 Liter kochendem Wasser übergießen. 15 Minuten ziehen lassen. Mit Honig süßen und möglichst vor dem Schlafen trinken.

Schlüsselblumenauflage

1 Bund frische Schlüsselblumen auf die Herzgegend legen und mit einer elastischen Binde umwickeln. Bis zu 3 Stunden dort wirken lassen.

Trockenbürsten

Diese Anwendung sorgt nicht nur für eine ausgezeichnete Durchblutung, sondern durch seine entspannende Wirkung am Abend auch für einen erholsamen Schlaf. Morgens angewendet wirkt

das Trockenbürsten hingegen belebend. Trockenbürsten ist allerdings nicht angebracht bei entzündeten Krampfadern, Hautverletzungen und Schuppenflechte.
Mit einer Massagebürste aus Naturfasern oder einem Sisalhandschuh (aus der Apotheke oder dem Reformhaus) wird der gesamte Körper trocken gebürstet. Begonnen wird am rechten Fußrücken in kreisförmigen Bewegungen nach oben über Unter- und Oberschenkel bis zum Po. Dann das linke Bein in gleicher Weise bearbeiten. Am Oberkörper wird mit dem rechten Handrücken begonnen und zunächst über die Außen-, dann auch über die Innenseite der Arme in Längsrichtung nach oben gebürstet. Die Brust wird in Richtung Brustbein gebürstet, während der Bauch im Uhrzeigersinn massiert wird. Der Nacken wird zu den Schultern hin bearbeitet und der Rücken möglichst in kleinen kreisförmigen Bewegungen massiert.

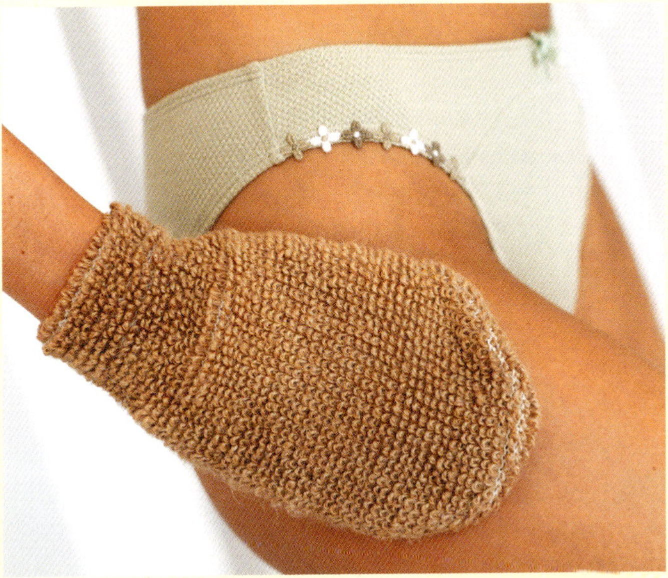

Register